# 藥到病除

美麗輕熟女養成術

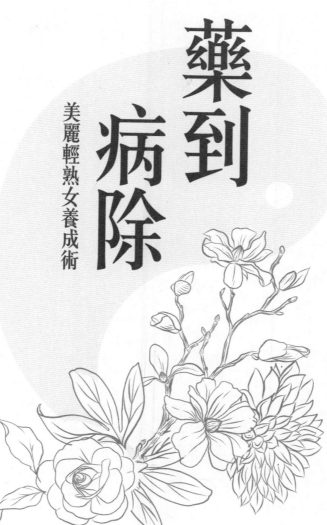

# 推薦序

美麗人生，每個人都渴望得到。可是，若果每日「營營役役、忙忙碌碌」地去追逐，以期達到普世的美麗標準時，我們身心就會慢慢失去平衡。不停地在外表上追逐美麗、挽留青春，其實會令我們身心更受壓；只有面對和調整自己的內在，才能讓我們得到真正的長久美麗，由內至外地調理身心，才可以快樂地養生。

身為一個臨床心理學家，每日要與受助者的不同情緒相遇。過去十多年的臨床經驗讓我體驗到，情緒和身體有着緊密的關係：當一個人受情緒所困，身體也會發出警號。在2013年，一項由芬蘭阿爾託大學、土庫大學及坦佩雷大學三所院校的科學家合作完成的研究發現，在經歷不同的情緒時，身體是最先有反應的。在經歷憤怒、恐懼、厭惡、快樂、悲傷及驚訝時，人體的有些地方被激活（感覺更為靈敏）、有些地方被抑制（感覺更為遲緩）。例如：噁心的感覺會引起消化系統的不

適；這一點我想你和我也曾經身同感受。當人感到開心時，全身都被激活。這幾年，心理治療趨向重視處理身體的感受。得到科研實證為有效的例子包括：身體經驗創傷療法（Somatic experiencing），生命動力學療法（Bodynamics）和創傷治療為本瑜伽療法（Trauma-informed yoga therapy）。因此，可以得知，心靈和身體是不能分割的，近年來，我也接觸到很多用中藥去治療情緒病的人，他們都能夠得到正面的成效。

認識許醫師已經超過多個春夏秋冬，她讓我深深體會到中醫學確實對維護身體健康，很有獨到之處；一些以往西醫未能好好幫助我解決的身體毛病，譬如困擾我多年的敏感症狀，經中醫藥治療後，果然「藥到病除」。人有沒有變美麗？我不敢說；但是，服用中藥令心情變好了，這是可以肯定的。我確信內在的調和，就是打開美麗之門的鎖匙。

在此，祝各位讀者都擁有屬於自己的美麗人生。

藍兆雅Sara Lam
香港臨床心理學家公會（HKICP）認可臨床心理學家

# 自序

患病的時候人人最希望的是藥到病除；沒病的時候，當然希望自己恒常處於健康狀態。對於健康、關於青春、美麗，人是難免貪心的，以上種種的美好物事，誠然是愈多愈好，既而得之，當然是存在得愈久愈好，沒有人會想「得而失之」的；如何可以守護健康、留住青春、延展美麗？怎樣避免陷於「思念」健康、「追憶」青春、「盼望」美麗的境況？相信看官可以在《藥到病除》中找到答案。

《藥到病除》書中的篇章不局限於闡述疾病的治理或預防，筆者希望從較為生活化的角度去說明中藥，如何在日常生活中發揮它的作用，怎樣在日常生活中應用中醫的理論，從而達到養生、防病、保健康的目的。

延年益壽，人皆喜之。青春美麗，誰不愛之？外表的妍麗，必須要靠內在的健康去支撐，方會真實而長久。只着重於外

在的保養，很難留住青春，因為身體本身的陰陽平衡、氣血充盈、臟腑功能等，都是維持人體生命活動的基礎，要讓身體老得慢，歲月痕跡才不會如期出現於外表上，最有效的做法當然是保護好身體內部的機能。身體髮膚、體形姿色均有賴我們從日常生活，在不知不覺間作出維護及保養的。

太「刻意、用力」的養生保健，通常會適得其反，令到起居作息、日常飲食，不得自然而然舒服地養生保健；有些人更會把自己弄得很緊張，甚至有些神經質，這樣反而會對身體造成不良影響，養生變成「養病」、保健變成「保命」。如何能輕鬆、自然地養生保健，可在書中篇章找到答案。

過於「進取、積極」的養膚駐顏，往往會弄巧反拙，令到皮膚、頭髮、形體或許因為所作的護膚保養而受到損害；一知半解的養膚方法，人云亦云的駐顏理論，若不先「好好了

解」自己的體質，如不「清楚理解」如何選用適合自己體質
的中藥護膚保養品，如此這般的中醫美容、中藥養膚，日子
一久，也許會養膚不成反「害膚」，美容不成變「毀容」。不
想這樣的話，請參考書中提供的實用中醫藥養膚、駐顏、美
髮、健體的各種內外療方，以及簡易的穴位按摩等方法。

筆者素來相信人的外表氣息，必然是「有諸內，形於外」的。
只要掌握一些基本的中醫理論，明白一些顯淺的中藥護膚養
顏原理，再清楚了解自己的體質，三者結合之下，一定能在
日常生活中輕鬆地養生保健，肯定可以通過日常的護膚養顏
程序有效地養膚美肌，延緩容顏、形體的衰老過程，青春常
駐也許不是夢。

許懿清

香港中醫藥委員會註冊中醫師

# 目錄

本章載有的內 / 外用療方：

🍲 食療方

☕ 茶療方

😊 面膜

🧴 外用療方

💄 唇膏

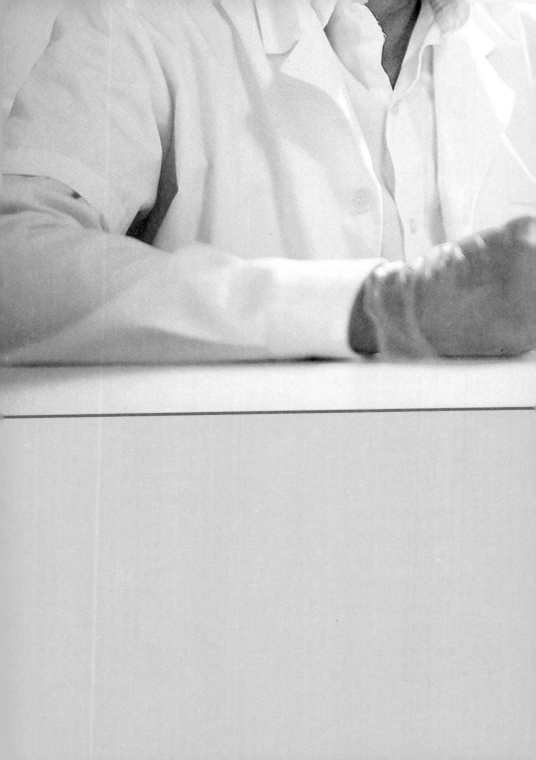

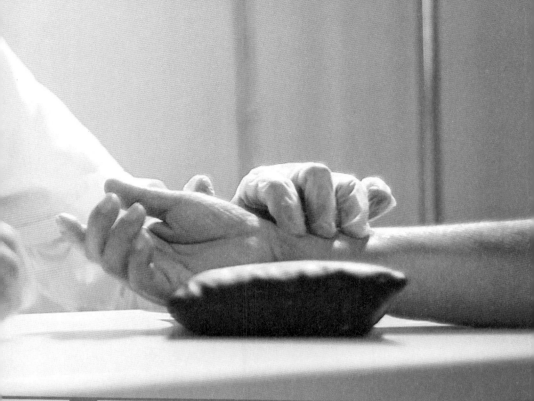

# 第一章 中醫先辨體質後養肌膚

中醫治病着重求本，治病求本是辨證論治的基本原則之一。

辨證論治則是中醫臨床診斷治療的基本原則，中醫藉四診判別出病和證，綜合分析後才施予最合適的治療方案。

而在辨病和辨證之前，還要辨體質。

體質辨別除了可以應用在治病診斷上，而體質的偏向性分類還可以幫助你找到最適合自己的肌膚調養方法。

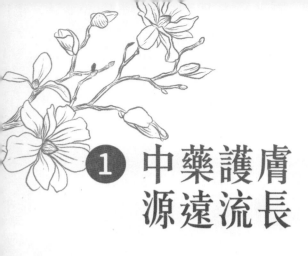

# ① 中藥護膚
源遠流長

中藥護膚自古已有，不少古代醫書對養顏有記載，漢代《神農本草經》詳細載錄逾一百種具養顏美容功效的中藥，例如菟絲子、白芷、柏子仁、白芍及人參等。明代《本草綱目》與美容相關詞彙有多達64種，唐代《千金翼方》記載了大量對皮膚有用的中草藥，稱之為「面藥」。隨着現代中醫學的發展，現時已有無數研究證實中草藥成份的美顏功效，並將之應用於解決各種皮膚問題，而且天然安全，現時已有中草本成份應用於護膚品中，亦可針對個人體質需要自製外用中藥精華液。

## 按君臣佐使處方

相信大家都知道內服藥講求配方及以配伍用藥為精髓，才是中醫處方時的首要考慮，但對於外用的中藥療方及護膚保養產品，也需要配伍和用中藥處方口服藥的原則去設計，你又知道嗎？外用養膚、駐顏方也應依據君、臣、佐、使的中醫處方規律去設計，才能發揮中藥養顏的最佳效益。

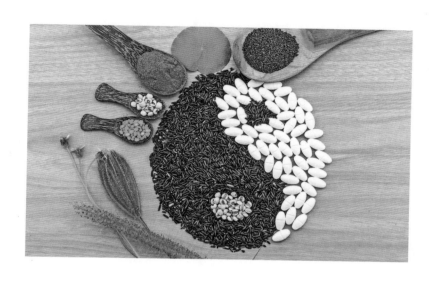

君、臣、佐、使是古代醫家將藥方中的各味藥材，以朝廷作為比喻，君指君主，臣指臣僚，佐是僚佐，使乃使者，4個不同崗位的人在朝廷中分工合作，各自擔當自己的職責，發揮不同的作用，從而引申在藥方中的各款藥材，在該處方中發揮各自之功效與作用，但又各司其職，產生出一個協同效應，整個藥方應當以一個整體去看待其功效，不是取每種藥材的獨自功用，此乃中醫是用藥方去治病的精要獨到之處。因此，如果外用的療方也能依隨君、臣、佐、使之指導思想去設計其配方，這些外用皮膚保養品的療效才會顯著。

各人根據體質自製中藥材面膜，護膚效果更好。

**陽虛膚質中藥面膜**

【材料】以下中藥所採用的是科學萃取的外用中藥提取物：北
　　　　芪2克、陳皮1克、馬齒莧、蒺藜各1.5克；1%透明
　　　　質酸原液30至40毫升。

【製法】全部材料加入透明質酸原液拌勻，以面膜紙吸取溶液
　　　　後，敷在面、頸部位，15分鐘後，棄掉面膜紙即成。

【功效】冬天乾燥時可每日敷，平時則隔日一次，能改善皮膚
　　　　乾燥、減少皺紋、去紅及防過敏。

 **陰虛膚質中藥面膜**

【材料】以下中藥所採用的是科學提取的外用中藥提取物：生
　　　　地3克、玉竹、麥冬各2克、雞冠花1克；1%透明質
　　　　酸原液30至50毫升。

【製法】全部材料加入透明質酸原液拌勻，以面膜紙吸取溶液
　　　　後，敷在面、頸部位，15分鐘後，棄掉面膜紙即成。

【功效】全冬天乾燥時可每日敷，平時隔日一次，能改善皮膚
　　　　乾燥，去紅涼血及止癢潤膚。

# ② 按體質養膚

相信你會認同，人人在體質上都有差異及每個身體都是獨特的；中醫極之重視治病求本，認為維持健康及保持最佳身體機能是要依據個人體質特性去進行，才是正統而最有效的。

養膚美顏，保持皮膚健康美麗，也應遵循中醫的由內至外，依體質屬性去調護修養肌膚才是王道。很多人會誤會，使用護膚品時只要根據一般的油性、乾性或混合性皮膚等的護膚保養品分類，去選擇自己的外用保養品就足夠及合適，但我認為這樣做是不全面及徹底的。原因在於去選用自己的護養皮膚品時，沒有考慮到自己的身體屬性，沒有應用中醫的「有諸內，形於外」的道理。人要內外兼美，不單是要在養生膳食方面入手，也必須從日常的洗護養顏方面實踐中醫學的體質為本之理論。

## 判斷體質屬性

筆者有一個從日常行醫時得來的印象，就是一般人很普遍以為個人體質基本上只有寒底、熱底及體虛的分野，亦很常有一錯覺就是人體質若不是寒就是熱，人們沒有想到其實人的體質可以是很複雜的，可以同時是寒、熱夾雜並存於人體，也可以是虛得來是熱底或寒底，更可以是不寒不熱也不虛的，聽上去很疑惑吧？是的，若沒有涉獵一些中醫理論知識者，是較難明白中醫理論中的虛、實，寒、熱，以及時寒、時熱，時虛、時實等體質區別的。

要準確判斷個人體質狀況似乎很難吧？肯定是的。若非經過正統的中醫學教育及訓練，再加上臨證經驗，是很難準確判斷人在診斷當時的身體狀況的。所以這需要由中醫師去論斷。不過，筆者也知道「睇醫生」是費時又要「使錢」的，難道護膚養顏也去睇醫生？當然不用，其實根據很多統計及臨證觀察，大概可以將人的體質分類成最常見的八大類型。在護養肌膚的層面，絕大多數的情況之下，分為五類就足夠了。當然，凡事有例外，人的健康也有不同階段，用常見分類分不了時，就需要找醫師「出手」了。

筆者憑臨證經驗，也結合了中醫理論及極多港人的生活作息，起居飲食等習慣，認為大致可以將人的體質屬性偏向分類為以下五大類：

**1. 平人**：即是在一般情況下體質無特殊偏向性的人士。

**2. 陽虛**：即是在一般情況下體質很容易偏於陽虛者。

**3. 陰虛**：即是在一般情況下體質很容易偏於陰虛者。

**4. 濕熱**：即是在一般情況下體質很容易偏於濕熱者。

**5. 異稟**：即是在多數情況下，體質的偏向性都較為難分類或呈多種體質屬性偏向，或本身在肌膚護養上有特殊需要者。

以上的體質屬性偏向分類，可以透過回答問卷得知；筆者想要強調的是，以上的分類不是用來作治病診斷的，是作為個人根據自身的體質偏向性，找出最適合自己的護養肌膚外用品之用。

# ③ 濕熱體質者的十大注意

從中醫學的角度，但凡體質的偏向性屬於濕熱的人，在護理皮膚、養顏、美肌時應注意以下事項：

1. 盡可能戒掉吃生冷、喝凍飲的飲食習慣。少吃煎炸、辛辣食物。

2. 特別要着重皮膚的水油平衡作用，不能只控油、吸油，一定要為皮膚保濕。

3. 要仔細清潔皮膚，但不應因為面油較多而過分地用清潔力強的潔面產品。

4. 日常飲食方面要多食用祛濕清熱，健脾胃的飲食。

5. 比其他體質偏向性的人，更應早睡早起，因為濕邪夾着熱邪一起是很難被擊退的，形成令皮膚長瘡生痘的元兇，早

睡早起有助身體減少被濕熱纏擾。

6. 必須保持排便通暢，這樣可令濕熱從大便中排走，有助預防出疹及生瘡，有效減少過多的皮膚油脂分泌。

7. 應常喝水，令身體有充足的水份，夏天時更應多喝些不寒涼但有促進排尿的茶水、湯水，如冬瓜祛濕茶、粟米鬚赤小豆水等，預防膀胱濕熱，也有效為肌膚降紅除毒，皮膚自然就光潔少瘡。

8. 在日常的皮膚護理產品中，可適當加入具有清熱化濕，祛濕毒、疏散風熱的草藥成份，這樣更能針對個人偏向性來養顏護膚，效果就更為持久及明顯。

9. 保養皮膚時，在清潔面膜中，加入能吸附毛孔內污物及油脂的成份，如高嶺土、綠豆、米糠等。易濕熱的人一定要先敷深層清潔面膜才接着敷滋潤補濕的面膜，否則不但不利皮膚吸收營養，反而令皮膚的自我潔淨能力減弱。

10. 體質偏向濕熱者，可在營養面膜中加入多些酸甘化陰、祛濕卻熱及均衡保濕的成份，如白芍、甘草、積雪草、赤小豆、茯苓、蒲公英、薏米、透明質酸等。

能夠配合個人體質偏向性的特點去護養皮膚的話，其療膚養

顏效果就會更出眾，不單只可以預防皮膚出毛病，更可以助你減輕瘡、痘、疹等皮膚疾患；長遠而言更對保青春、延緩衰老有幫助；因為體質是人的健康之本，有好的體質，就能長出好的膚質，內外結合，才是養顏護膚的根本，因為對應了中醫的固本培元之理念。所以筆者主張，即使是個人的外用皮膚保養品也應該要以個人的體質偏向性為依據，先找出個人的體質偏向性，再選擇針對該體質的療肌養膚、修護美顏成份。這樣做要肌齡看上去少10年一點也不難。

# ④ 異稟體質者宜慎選食材

異稟體質在中醫學來說是指異於常人的一種特殊身體狀況。異稟體質不是指不健康的身體狀況，而是指該種體質的人對於某些物質或當面對某些特殊狀況時，身體會出現一些較激烈的反應，最常見的如過敏、敏感等反應。皮膚往往也會較易出現敏感症狀，諸如泛紅、出疹、搔癢、脫皮等，也較有可能出現風疹、濕疹等疾患。

異稟體質的人在保養皮膚時，必須注意保護皮膚，盡可能避免皮膚受到刺激，特別在轉季時更要小心；因為當天氣變化時，即使對一般人來說不成問題的輕微改變，都能令異稟體質者受到影響，有機會出現不同程度、不同狀況的不適。身體最大的器官——皮膚是最容易也最常出現不妥的部位。

因此，異稟體質者日常使用的護膚保養品一定要跟隨天氣的轉變而調整，也需要因應地理環境的改變而作出調節。當然，更應該根據自己的身體狀況及起居作息來進行微調或配

製；不然，皮膚就有可能失去適應外界環境及內在身體因素轉變的能力，皮膚會因為未有適當的保護，例如使用合適的護膚保養品、服用合時的保健食膳等而出現各種小毛病或問題。

## 挑選食材

異稟體質者除了皮膚較脆弱或敏感外，身體其他系統亦有可能較常人易於出現程度不一的過敏，例如哮喘、鼻敏感、咽喉敏感和腸胃敏感等。異稟體質者也或多或少會對不同食物出現輕重不同的敏感反應，所以在選擇日常食物時，應該小心謹慎，盡可能挑選時令、新鮮及天然的食材，應該少吃中醫認為是「發物」的食材，如竹筍、草菇、蝦、蟹、蠔、蜆、鱔、花生、鵝等。

另外，也要少吃煎炸辛辣、冰凍生冷的食物，不喝啤酒。但凡異稟體質的人，都應該從小就要特別留意自己的日常膳食材料，嘗試找出吃了會令自己過敏或使不適加重的食物，只要夠細心的話，一般人也可以通過自我監測而找到令自己敏感的食物。當然，能夠抽血檢驗食物敏感就更加準確，筆者的意見是，如果症狀輕微者，不用花錢去驗血，但身體狀況不佳、症狀多者，最好進行食物敏感檢測，找出令自己敏感的食物，避之則吉。

異稟體質者應該多選擇優質、天然、少防腐劑、少添加劑的草本療膚養顏成份，以減少引起皮膚問題的機會，也應該配製適合個人皮膚及身體狀態的養顏護膚品，除了可降低致病機會外，更可在護膚品配方中加入針對自身膚質的成份，既療膚也養顏。

# ⑤ 陰虛體質者的 日常調養

體質偏於陰虛者其體內陰液常不足，易因陰虛而產生內熱。一般常見的表現為形體消瘦，兩顴潮紅，手足心熱，甚至出現潮熱盜汗，心煩易怒，口乾、唇乾、頭髮、皮膚乾枯等問題。如果加上燥熱之外邪侵襲，如在秋天開始的秋燥，或暖氣導致的乾燥等，會令以上的問題惡化，甚至令體質偏陰虛者出現其他不適及各種症狀。

如果素來是陰虛者，在過食溫燥之品，常憂思過度、過勞或房事不節，或久病之後，就很可能令到身體狀況變差而發病。陰虛者的發病傾向多會是煩熱、易患虛勞、失精、不寐等；陰虛人的喜好是耐冬不耐夏，對暑、熱、燥三邪的忍耐度很低，對寒冷的耐受度較高。平時在飲食上應以滋補陰液、佐以適量清熱食材作為常吃食物；起居方面，宜早睡早起，可以的話不要令自己壓力太大，陰虛的人易有虛火，而壓力太大易令人煩躁，也影響肝的疏泄功能，令陰虛者更易失眠及虛火盛。

## 忌辛辣刺激

偏陰虛體質的人平時應該適當多吃滋陰潤燥、補陰及甘涼滋潤的食材，如藕、黑木耳、銀耳、甘蔗、梨、百合、山藥、玉竹、麥冬、沙參、天冬、地黃、海參、阿膠等。忌食辛辣刺激、溫熱、乾燥、煎炸、烤焗的食品；少食過分溫補、大補及過於補陽及補氣的食材，以免耗傷人體陰液，如辣椒、大蒜、韭菜、花椒、桂皮、乾薑、丁香、羊肉、鹿肉、酒、人參等。

皮膚護理方面必須特別注重保濕鎖水、深層滋潤，防紋及防斑也是偏陰虛體質者一生的要務。陰虛者體內的滋潤物質如：唾液、關節腔液、眼內、腸道內的天然潤滑液、皮膚的水份等，中醫統稱為津液的物質，相對而言皆會較為缺少，很易導致皮膚出乾紋、彈性不足、易長色斑、易有膚色暗沉、膚色不均、易老化等問題，想駐顏養膚，就要從平時做起，以下是體質偏陰虛者在日常的護理保養肌膚時應做的6件事：

1. 潔面洗臉的水不能太熱。

2. 做好防曬。

3. 勤敷深層滋潤面膜。

4. 每天切記喝足夠水份，宜少口慢飲，這樣的喝水方法，最有利身體吸收水份。

5. 可在護膚保養品中，適當加入具滋陰、清虛熱、潤燥、保濕的中草本成份：如生地、白芍、麥冬、沙參、丹皮、石斛、百合等。

6. 晚上宜及早放鬆心情，令睡眠質素改善，良好的睡眠品質有利身體作自我的陰陽調和。

 改善陰虛的護膚茶

【材料】生地20克、 石斛15克、 麥冬25克、 雪梨1個、 水1000毫升。

【煮法】雪梨去皮去芯，切件。全部材料加水以大火煮滾後改文火煮30分鐘，隔渣取茶即成。

【功效】滋潤肌膚、養陰去熱、潤肺化燥。

【服法】可隔日一次。

# ⑥ 陽虛體質者的 養生要點

偏陽虛體質的人常是由於臟腑功能時有失調，因而體內易於出現陽氣不足、陽虛生裏寒等情況；另一方面也可能是天生體質偏於陽虛的；也有些人是因為寒邪入侵，或過食寒涼生冷之品，或憂思過極，過於勞累或房事不節，或久病、大病之後導致的。

體質偏向陽虛的人，通常會怕冷、忌寒、易疲倦、手腳冰冷，一般來說氣息也偏弱，常有中氣不足的情況，不耐風寒、不喜冬天等。由於陽氣相對不足，皮膚方面易出現因為陽不足而導致的問題，如鬆弛、雙目易出現虛腫及身體易有水腫，肌膚看上去不夠結實，易出現表情紋及頸紋，面色多蒼白無華，若護膚保養方面做得不妥善，皮膚也易於或較快衰老。

# 偏陽虛體質者的四種養生要訣

1. 日常飲食以平性而偏溫的食材為主，再輔以溫性及少量熱性的食材。這樣可令身體溫暖外，還可固護體內的陽氣不致被破壞或散失，防止因陽氣不足引致陰寒內生。

   對於健康的偏陽虛體質者來說，米飯、麵食可以天天吃；肉類方面羊肉、牛肉、鹿肉、雞肉，鰻魚、鯽魚也可常吃；蔬菜方面可多吃韭菜、南瓜、生薑、枸杞菜、唐蒿、辣椒葉、蒜頭、洋葱等；也可多吃核桃、榛子、松子、腰果、栗子、杞子、龍眼肉等。

   對於濕熱及陰虛體質來說，不宜多吃的生果有荔枝、龍眼、榴槤等；偏陽虛體質者反而可以適當多吃些，至於桃、杏、李、棗、橘、櫻桃等則可以常吃。當進食寒涼蔬菜如苦瓜、綠豆、芥菜、西芹、生菜、油麥菜時，要適當地加入一些熱性的食材以作中和，可選擇生薑、大蒜、胡椒、花椒、八角、茴香等等。不要隨便喝涼茶，綠茶也不宜多喝。

2. 「動則生陽」，陽虛者宜做適量運動保持健康及促進身體機能維持正常；運動養生，有助肌膚延緩衰老，保持活力。即使體質偏於陽虛，也不怕早衰，既養膚又美顏。太極拳、五禽戲、中等強度的帶氧運動最適合偏陽虛的人。

3. 起居及居住環境要避風祛寒及保持乾爽以抗濕邪、風寒之侵襲。生活作息宜有規律，要確保睡得夠，人在睡眠中身體是會自動進行陰陽調節的，因此，充足的睡眠時間是偏陽虛者的最佳養膚美顏療程。一定要戒煙。

4. 要作適當的康樂活動，這樣有助舒情志、抗壓力，忘煩憂，平靜情緒、對壓力耐受性較高的人，皮膚較不易出現早衰或瑕疵滿布。帶氧運動最利體質偏於陽虛者慢慢長養原陽，以抗冬日的寒冷或夏日過強的冷氣，有利維護肌表的陽氣，減少外邪通過肌表入侵人體。

 ## 紅棗小茴香養顏茶

【材料】紅棗（去核）4粒、小茴香5克、陳皮絲1克、滾水800至1000毫升。

【煮法】全部材料加水熱放入保溫瓶中焗1小時，即可分次飲用。

【功效】溫中暖身，養血、助陽，常喝可助身體禦寒及保持好氣息，補陽而不過於溫燥。

【服法】每周2至3次。

【宜忌】外感發熱，有病在身，孕婦不宜。

# ⑦ 平人體質者 需着重平衡

顧名思義，「平人」即是體質較「中融及相對平衡」，因此，平人無論在養生食材及養膚材料的選擇上，也較其他體質屬性偏向者多。不過，這不代表平人就可以對養生養膚、護體護顏掉以輕心，筆者常主張，身體就像一台需要使用數十甚至上百年的機器，其中的零件甚難置換，若有損毀或功能變差就很難回復至最佳狀態，隨着機器被使用的日子愈久，其損耗也會日益增加。

相信大家也認同，除了即用即棄的機器之外，無論任何機器只要你想它耐用、好用，都得不時維修保養，諸如汽車、冷氣機等，用了一段日子後，送去檢查或作保養是常識吧。人的身體如此矜貴、珍貴，當然更需小心維護及保養，別只是使用它，等到身體虧損了、病倒了，甚至要「入廠大修」才驚覺這台機器已經受傷，到時再補救就太遲了。

平人相信是最多人的體質屬性偏向組別，他們選擇食材的限

制相對較少。要養膚駐顏，就要避免過量進食一些對皮膚有明顯傷害的食物，不要夜瞓、睡不夠，別暴飲暴食，不嗜生冷凍飲，否則長此下去，容易令人衰老，嚴重時更會生病。

平人的護膚秘訣是防曬、保濕、攝取營養、維持肌膚的陰陽平衡。

**防曬：**每個人都必須選用優質的防曬用品，保護皮膚免受陽光之侵襲。

**保濕：**保持肌膚應有的水份，也要保障皮膚底層水份充足，所以必須勤敷深層保濕面膜。也可在水份面膜中，加入有助皮膚鎖緊水份及令表皮水嫩的中草本成份，如玉竹、沙參、生地、牡丹皮等。

**營養：**水份或保濕面膜就如水份之於植物，植物也得施肥，何況是跟你一世的皮膚？為皮膚塗精華素、敷營養面膜外，還可在日霜或晚霜中，加入有助皮膚抵禦外來環境侵害，以及增加皮膚自我修護能力的中草本成份，如人參、珍珠末、冬蟲夏草、北芪等。

**陰陽平衡：**皮膚就如人體一樣，要健康必須陰陽平衡，所以無論用什麼方法養膚駐顏，請謹記以維護皮膚的陰陽平衡為終極目標，也盡量別做會破壞肌膚陰陽平衡的事，如接受具

有創傷性的美容程序、使用刺激性大的護膚品、常吃溫熱燥火或寒涼濕冷的食物等。此外，亦可在保養品中適當地加入以下中草本成分，如陳皮、白芍、丹皮、甘草、人參等，有助肌膚常保持在相對的陰陽平衡狀態。

 **平人養膚抗衰老食療**

【材料】紅莧菜600克、黃豆60克、太子參25克、珧柱5粒、生薑3片、鹽少許、水1500毫升。

【煮法】洗淨所有材料，切去紅莧菜根部，用泡茶紙袋將太子參袋好，珧柱浸水，變軟後撕成粗絲狀，水保留備用。除紅莧菜及鹽外，全部材料加入水中，以大火煮滾後，改中慢火煮至黃豆軟腍，加入紅莧菜，火可調大一些，菜熟後，取出太子參袋棄去，加鹽調味即成。

【服法】每周1至2次。

【功效】養膚美顏，補血補氣，保持腸道通暢，味鮮而營養均衡，有助皮膚保持彈性及面色鮮妍。

# ⑧ 皮膚愈滋潤 反而愈乾燥?

很多人會問,為何已經轉用了加強保濕的護膚品,但是皮膚仍然很乾,更加增多了細紋、乾紋?中醫有什麼辦法可以幫助皮膚適應氣溫異常酷熱,但濕度又低的氣候呢?

中醫認為「燥」是秋季最易傷人及令人致病的邪氣,「燥」亦為秋季主氣,五臟應肺,由於肺司呼吸,主皮毛,與大腸相表裏,故當大氣中濕度下降時,這些部位的不適及症狀就更為突出。燥邪最易傷肺,表現為口鼻乾燥,或咽乾口渴,乾咳而少痰;另外,皮膚敏感者亦會在此時出現或多或少的皮膚問題,如皮膚乾,出現幼紋及乾紋,甚至泛紅及搔癢等等。人人體質不同,最常見的體質有七種:陰虛、火旺、陽虛、氣虛、寒涼、燥熱、濕熱,不同體質的人於秋季所出現的症狀及問題會有所不同,故解決方法亦應有差異。

## 因應體質保濕

濕熱或火旺者多以年輕人為主。這類體質的人在秋季容易出現口臭、口乾、唇乾、面上長瘡痘、嘴角爛、牙齦腫痛、便秘等問題。要預防在飲食上可以吃杏仁，常吃帶苦味的蔬菜如苦瓜、油麥菜、白蘿蔔、生菜、白菜等。護膚上不單要注重保濕，更應配合祛火、清熱和化濕的中藥萃取成份，如黃連、金銀花、蒲公英、野菊花、雲苓、薏米、赤小豆等，去除皮膚中的火及濕熱，皮膚內蘊含的火及濕熱被去掉，才能更有效地吸收其他保濕成份。

陰虛人除了有「秋燥」的普遍症狀外，多還伴有五心煩熱（胸心、手心、腳心）、心煩、傍晚時臉紅等表現。秋季時可多吃霸王花、西洋菜、雪梨、蜜柑、百合、玉竹、馬蹄等。護膚上除了注重補濕、滋潤外，更應配合滋陰潤燥，去虛熱及清肺的中藥萃取成份，如生地、玉竹、麥冬、天冬、百合、南杏仁等，增加皮膚的柔潤度，以及鎖水、補水，抗乾燥的能力，才能有效減少乾、紅及皺紋等問題。

陽虛、氣虛者當然會出現「秋燥」之普遍症狀，更容易出現肺氣弱而咳嗽的問題。皮膚方面愈用補濕黏潤的護膚成份愈易有乾敏情況，這是由於一身的陽氣不足，令到保護皮膚的正氣差，從而使皮膚失去吸收滋養潤膚成份的能力，護膚品只停留在表皮，根本沒有被徹底吸收，護膚品愈用得多，皮

膚表面的負擔就愈重，而皮膚底層又會因為滋養物質不夠而變得更脆弱，因此，易產生過敏及皮疹問題；內服方面可以多吃黨參、北芪、沙參、紅景天、雞等來調理。亦可在護膚品中加入紅景天、冬蟲夏草、人參、黨參、北芪、陳皮等萃取精華來加強保養品的養潤護膚功效。

總括而言，皮膚在又熱又乾的氣候之下，一不小心就會變得既乾且熱，易引發既有的痼疾如濕疹、過敏、紅腫、瘡瘍等問題再復發或惡化，無論內服外用的調理保養成份，均要作出適當的配合及轉變，才能補濕潤膚，內外兼美。

# ⑨ 喝涼茶也要
了解體質

廣東涼茶家喻戶曉知其可清熱去濕，但是如果未懂得自己的體質屬性就貿然隨便飲用，很可能保健變成害病，所以飲涼茶前請先了解自己的體質偏向。

坊間通常很籠統地將人的體質分成寒底或熱底，但中醫學認為人的體質正常來說是沒有絕對寒底、熱底之分的，可以同時寒熱相兼，也可以在不同時間偏寒或偏熱，食療方面對體質的考慮，通常只會大致把體質分為偏向寒、偏向熱、偏向濕、偏向燥等幾大類；但佔最多數的會是平人，即是體質中性，不偏寒也不偏熱。中醫理論認為健康的標誌是陰陽平衡，包括機體內部、機體與環境之間的平衡。

**體質偏向熱的特徵：**一般正常來說，偏熱的人喜涼惡熱，大便乾燥偏硬，進食煎炸食物會容易「熱氣」、易心浮氣躁、喉乾舌燥，不會特別怕冷，冬天時不容易出現手腳冰凍的情況。較易長暗瘡，尿黃，舌色紅，眼屎多，易牙肉發炎等。

在夏季，可喝五花茶，其性微寒，主要功效是清熱、解毒、消暑祛濕。也可喝夏桑菊，其性涼，具有清熱解毒的功效，可治風熱感冒、咽喉腫痛等。

**體質偏向寒的特徵：**一般正常來說，偏寒的人喜熱惡涼，大便多是稀爛的，比較容易怕冷，食寒削食物會感到不舒服，更可能有頭暈、泄瀉、反胃、口淡的感覺，手腳特別容易冰冷，背脊經常感到寒冷，小便色較淡，舌色不紅，吹風後易出現頭痛不適。

在夏季若想喝涼茶，可喝酸梅湯，其性不涼，但也具有解熱、止渴、防暑、祛毒等功效。也可喝冬瓜荷葉陳皮茶，有利水消腫、防暑熱及祛暑濕的功效，冬瓜雖然略為涼些，但在夏日適量地喝，即使體質偏寒也能以之來消散暑熱。

**體質中性的特徵：**多數無寒熱喜惡，大便不硬不軟。對寒涼或溫熱食物的接受力較強，不會吃少少以上食物就出現身體不適，舌色淡紅，尿色淡黃，不易受寒或被「熱親」。

在夏天，基本上如有需要，是可以適當地喝一些「大路」的涼茶的，但是不能天天喝、大量喝，問題改善了就要停止。

**體質偏向濕的特徵：**一般來說，偏濕的人很易受天氣影響，濕度高時常出現身體困倦、四肢重墜，易水腫或脘腹悶脹，

容易覺得口中黏膩，即使睡足或休息夠也會精神不振、疲倦嗜睡，便溏（大便稀爛不成形），有些人更會冇胃口及周身關節痛，夏季面油較多，易長皮疹。

在夏天，可喝祛濕茶，祛濕茶的功效以祛濕利水為主，但仍具清熱功效，濕得來偏熱者較為適合，濕得來偏寒者，宜喝健脾又不寒涼的清補涼湯。

**體質偏向燥的特徵：**一般正常來說，偏燥的人皮膚會較易乾，大便易呈粒狀，眼睛乾涸甚至多紅筋，口、舌易生痱滋，易

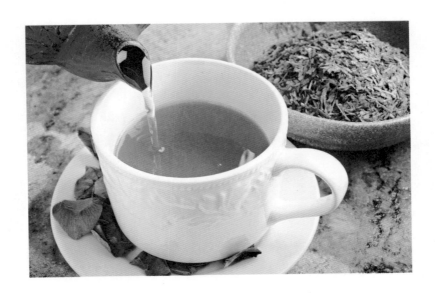

喉嚨乾痛，小便較濃濁，易有乾咳，即使喝夠水也仍然覺得口渴。另外，偏燥的人有時亦會感到手腳寒冷，但多數不會全整雙手腳冰凍，通常是指尖、腳踭較為冰冷。

在夏季，偏燥的人較少，秋天較多見，這時可喝雪耳水、雪梨茶、杏仁茶等，具有潤燥功效的食療。

## 體質的偏向性會轉變？

會，但是需要有一些特定條件。舉例，如果體質偏寒的人不斷吃溫熱食物或中藥，即使體質平衡後仍不懂得停止，日子一久體質就會變成偏熱了。同樣地，體質偏熱的人經常飲涼茶、吃寒涼食物，日子一久，亦有機會變為偏寒的。另外，經過大病、生育，或居住地域之遷移等，體質偏向可能會轉變，各個體質偏向也是會互相轉換，又或同時二者相兼的。

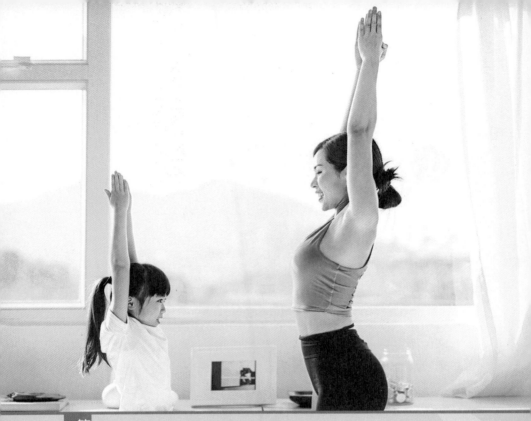

# 第二章

# 未雨綢繆　調經養生

中醫典籍以「女七男八」來劃分生命周期，由7歲的小女孩、14歲的青春少女、至21歲踏進人生最美的階段，身體變化可真不少。

近年流行說的「素顏」，原指女生白皙的容顏，現今說法就是沒有化妝、不作修飾的天然面貌。要打造閃亮素顏肌，就要從小保養，為子宮打好基礎，再配合日常調補，天然嫩白肌不是夢！

# ❶ 女生與七有緣

坊間罵人時常叫令人討厭的女子為「八婆」，「八婆」一詞的
來源不易說得清楚，但從中醫學說中去看，女子與「八」不
是特別有緣，女子天生與「七」較為合拍。

女子一生可用至少七個「七」去區分其生理健康上的不同階
段，此一學說在醫古籍《黃帝內經》中早有記載。《素問·上
古天真論》有一段論述男女生長發育周期的話：「女子七歲，
腎氣盛，齒更髮長；二七而天癸至，任脈通，太沖脈盛，月
事以時下，故有子；三七腎氣平均，故真牙生而長極；四七
筋骨堅，髮長極，身體盛壯；五七陽明脈衰，面始焦，髮始
墮；六七三陽脈衰於上，面皆焦，髮始白；七七任脈虛，太
沖脈衰少，天癸竭，地道不通，故形壞而無子也。」

短短百餘字已概括女子一生的生理狀況。筆者第一次讀到以
上文字時，感覺就是難怪古代女子初經到後，就可以成親
了，二七即14歲，古人以能否有生育能力來界定女子的適婚

年齡，有其對身體發育觀察而來的根據；當然，以現代標準，不論以哪個角度去衡量，14歲就結婚，是犯法的、是不道德的。二七之前的身體狀況，是決定你將來能否出落得健美漂亮的關鍵時期。另外，「七」只是個相對約數，並不是絕對數，人生而有異，並不可以一概而論。

## 不須戒絕油脂

女子7歲前是幼兒期，在7歲後身體開始出現變化，最易被看見的就是更換牙齒，這是腎氣初盛在起作用。另一方面，女孩體內也在起變化，天癸始發而動，腎氣也日益而盛，體內卵巢開始發育，為卵子成長作準備。待到10歲左右，乳房也開始發育，小女孩漸漸出現少女的雛形了。若你想長成健美身材，養出光滑皮膚，此時是培養身體的重要階段。

筆者遇過一些病人家長，她們極着重健康飲食，嚴格限制自己油脂的攝取量，對子女當然也不例外；不過極低油脂飲食對處於生長發育高峰期的小孩及青少年，卻是不恰當的。人在孩童時期身體是需要適量的脂肪去幫助生長發育及維持身體機能的，在正常情況下，孩童對脂肪類物質的需要會較成人高，相對成年人而言，小孩及青少年稍吃一點「肥」是不怕的。攝取適量優質的脂肪有助腦部正常發育，膽固醇雖然廣泛存在於全身的組織中，卻有約四分之一是分布在腦及神經組織中，佔去腦組織總重量的2%左右，可見膽固醇對腦神

經系統的重要性。

一「七」健康，首務是飲食均衡，培養清淡口味，食材性質溫和中庸，不進補，不偏食。建立運動習慣，多舒展筋骨，對女孩的體態及長高很有利，要長得高挑挺拔，姿態靈活，自細開始鍛煉是秘訣。

# ② 趁青春期 養好子宮

中醫古籍《黃帝內經》中經文載「二七而天癸至，任脈通，太沖脈盛，月事以時下，故有子」。據經文內容，要二「七」才天癸至，經始下。現代由於營養、環境均較古代進步及優勝，現代人普遍的體質均較古人壯健，當今很多女孩在十一、十二歲時就來初經了，人早熟，身早熟，心也早熟。所以看經文不可教條式的去理解，筆者認為由小女孩進入少女的初始階段，就要固護腎氣，要保障腎氣得以充盛，這對女子一生健康是至為重要的事。平均而言，少女在十三、十四歲天癸盈至，沖任二脈被氣血貫通，意味着卵巢完成發育，卵泡可以發展成卵子，子宮也大致長好，各種條件共湊，時機合宜，月經便至，這時少女便擁有生育能力了。

## 美少女戒生冷凍飲

坊間有一種說法，女孩來經後就不再長高了，這句話沒有錯，也不全對。因為只要女孩子的身體不是過於早熟，從

七、八歲到十四、十五歲這一時期，她們是有足夠的時間去長高的，所以身體也可照個人先天因素的標準去成長了。相反，女孩的身體若太過早熟，即10歲左右就來初經的話，對身高、身形就有一定不良影響了。因為身體在腎氣未夠充盛時就行經，過早透支了你在出生前就已被配給了的腎精、腎水，搶去了為助高、健美體形而設的腎氣，用之於維護子宮、卵巢的發育，人便有可能出落得比較矮小，體形也可能較瘦弱或矮胖，身材也有機會不夠健美，皮膚看上去也不夠光潔亮麗。若要改善以上情況，必須固護腎氣。

處於生長發育時期的少女，千萬別嗜生飲冷，尤其是在行經期間，因為行經時生冷飲食對子宮而言，就像寒天飲雪水一樣，令子宮變成冷宮，日子一久，必生後患。生冷凍飲多了，就如同時把卵巢加冰雪藏一樣，時日一久，有爆發力的卵泡也會因被時時急凍而失去活力。中醫理論強調，寒則凝，瘀血在內，堵塞經脈，沖任不通，月經病、婦科病就會隨之而來，或伺機而至。輕則月經異常，重則影響生育。與此同時，會令你的容顏外表呈現早衰、不妍之象，也有可能導致青春期的暗瘡問題或皮膚疾患增多，令你做不成美少女。

## 青春期要養好子宮

青春期是女孩子過度成為少女的轉型期，日後一生的健康全繫於此一時期，你想每個周期都舒服無礙，人長得挺拔健美；

將來想順利懷孕，生育健康的後代；希望延緩衰老，保持髮膚外表的年輕；更年期不要過早來到，停經期前後舒舒服服，老得慢；通通也關係到在青春期是否為子宮打好基礎。就像教育女兒一樣，應調「教」好子宮，「養」育好卵巢。

# ③ 日常補充植物雌激素

三「七」之年，是女性一生中最美的階段，天癸最充盈的時期，以現代醫學角度去看，這是女性體內的雌激素在發揮着作用所致。隨着年齡增長，一般在四「七」即28歲以後，人體的雌性激素便逐步減少，皮膚就會發生變化，特別是進入更年期後，皮膚開始缺少彈性和光澤，變乾、起皺紋、易痕癢，長色斑，毛髮變得乾枯和灰白，外表衰老等情況便日益明顯。

女性皮膚有許多雌激素受體，雌激素是維持女性美麗特徵的重要元素，雌激素令女性擁有幼滑、細緻於男性的皮膚，體毛也不像男性一樣濃密、粗壯及遍布全身。天癸煥發令皮膚飽滿、滋潤、有光澤；擁有凝脂般皎潔的皮膚和一頭如雲秀髮就成了青春活力的標誌。想要好好留住這青春活力的標記，你可以多吃以下的食材；天然的植物雌激素不會對健康的人帶來健康風險，反而可幫助身體抵禦動物性雌激素對身體的傷害。年輕時適當攝取優質的天然雌激素，對保青春、

抗衰老，養健康，皆有正面的作用。

## 黃豆雙向平衡雌激素

現代醫學研究證明吃天然食物也可以補充雌性激素，這些食物包括亞麻籽、穀類、黃豆、葵花籽、芝麻、洋蔥、葡萄酒、花生等。另外，有研究報告指出，黃豆和豆製品中所含的大量植物雌激素，可幫助治療和預防乳癌。有臨床醫學研究顯示，黃豆及豆製品具有平衡調節體內雌激素的作用，當體內雌激素太低時，黃豆或豆製品會使它增加，但當雌激素太高時，黃豆或豆製品也會使它減少。這就是黃豆能有效地幫助女性預防一些與雌激素有關的癌症的主要原因。研究認為，黃豆和豆製品中還含有異黃酮，它具有平衡雌激素的作用。黃豆這種對雌激素的雙向平衡作用，很難在其他食物中找到，所以黃豆是很獨特的一種天生具有平衡調節雌激素功效的食物。

行經時要避免嗜香吃辣，除了可減少經期不適及預防「經期病」外，還可以防衰老。很多讀者都知道經期時不宜吃生冷，但你有可能不知道，其實辛辣香口飲食也應「避得就避」。眾所周知宮寒會引起經痛，但你可能忽略了血熱也可以導致經痛，香口食物吃多會令人熱氣。另外，辛辣、熱氣的飲食會令身體積熱及上火，增加膀胱炎、尿道炎、陰道炎及便秘的機會，這是較少人察覺到的。筆者的一個病人，常在行經時

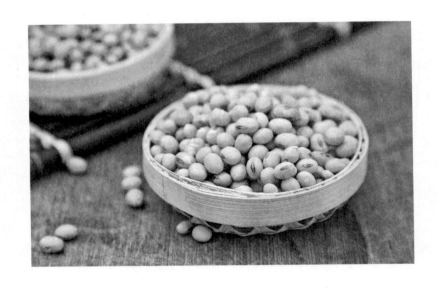

生痱滋及尿道炎、下陰癢，她是一個辣椒控，無辣不歡，幾乎喝水也想加辣的，自認很「受得辣」，因為她的症候只在行經時才發作，平時無論怎樣吃都沒問題，所以她認為自己的「經期毛病」與她嗜辣關係不大。她不知道，行經時因為下體有血的關係，細菌最愛在血液多的地方繁殖，若加上飲食的不節，令體內熱氣積聚，從而會增加患上與「濕熱下注」相關疾病的風險；所以，她每逢經期，均出現不同程度的「下身」問題。想青春美麗長久些，你要知道有些飲食習慣或嗜好，須因應身體周期而改變。

# ④ 月經前 該這樣保養

女性在月經前宜根據體質進食，可減輕行經時的不適。

## 1. 虛寒體質

宜多吃平性和或溫性的食物，如蓮子、淮山、雞肉、牛肉、車厘子、桃、羊肉、黑芝麻、黑豆等，在烹調餸菜時，可多下薑、蒜、葱等溫熱的輔料。不宜吃性寒之食物，如綠豆、芥菜、白菜、涼茶、龜苓膏、苦瓜、綠茶等。

這種體質的女性，經前皮膚易乾，人較怕凍，也較容易患感冒，所以一定要注意保暖，特別腳部及腹部，一定不能着涼受寒，否則容易行經時感冒，若處理得不好，易致宮寒。宜多用滋潤保濕的護膚保養品，如人參麥冬晚霜、石斛陳皮眼霜等。

## 2. 燥熱體質

宜多吃性涼但不寒而且清潤的食物，如豆腐、大豆芽菜、雪

耳、百合、雪梨、豬肉、魚肉、提子、木瓜、粟米、沙參、玉竹等。不宜吃以煎炸、燒烤、火鍋、麻辣等方式烹調的食物，不吃薯片、蝦條、即食烤紫菜、香脆利口的零食，不多吃過甜之食物如糖、蛋糕、朱古力等。

這種體質的女性，經前皮膚易出油及角質增生，導致毛孔較易閉塞，暗瘡、粉刺等問題較常出現，也易在經前出現便秘或排便不暢等情況，喝足夠的暖水是她們經前護膚的秘訣，多吃含豐富纖維的食物，保持大便暢通，也是減少在行經時長暗瘡的妙法，宜多用清爽但保濕，且有涼血功效的護膚保養品，如生地玉竹爽膚水，牡丹皮白芍洗面液等。

### 3. 肝鬱體質

這類人多數易緊張、易「忟憎」，或者易腹脹、鬱悶等，因此宜多吃、喝有助紓緩情緒的食物飲品，如金針菜、紫椰菜、百合、佛手果、玫瑰花茶、洋甘菊茶、薄荷茶等；避免喝過量咖啡，宜早睡早起，適當做些伸展運動，也有利舒肝順氣，減少行經時出現疼痛不適。壓力大時宜多深呼吸及雙手向外擴展胸部，上腹氣悶時，宜雙手向上抬高舒展胸腹。

這種體質的女性，經前皮膚易紅或易過敏，膚色也容易暗啞不均、易有黑眼圈等，宜多用含有活血、養血及疏肝功效中草本的護膚保養品，如丹參桑寄生桑白皮眼膜、菊花田七白芍珍珠面膜等。

### 4. 氣虛體質

宜多吃益氣健脾的食物，如蓮子、淮山、茨實、黨參、北芪、大棗、雲苓、白朮、雞肉等；不宜多吃破氣、滯膩之品，如白蘿蔔、糯米、墨魚、各類動物皮、菇菌類等。氣虛者最好每天能睡夠 8 小時，這有助腎氣的固護及元氣的恢復。

這種體質的女性，經前皮膚易鬆弛、易水腫，宜用補氣養陽的護膚保養品，如黨參茯苓日霜、白朮黃精精華素等。

## 血虛吃益血食物

### 5. 血虛體質

宜多吃益血養血但又不行血太過之食物，如紅棗、杞子、桑寄生、牛肉、鹿肉、鰻魚、紅豆、紅腰豆、連衣花生、核桃肉等；不宜吃喝涼血、活血之品，如山楂、川芎、黑木耳、汽水、田七、西瓜、山竹、柿、辣椒、薑茶、綠茶等。血虛者行經前別做過於劇烈的運動。

這種體質的女性，經前皮膚易面色蒼白、易掉髮，宜多用補血提氣及滋陰的中草本護膚保養品，如當歸熟地保濕水、何首烏女貞子天麻護髮素，黑芝麻墨蓮草紅景天洗頭水等。

# ⑤ 月經期間的調養

要維護健康，以下是行經期間不宜做的事情。

1. 別喝冰冷飲料，別吃未煮熟的肉類及蔬菜；別吃剛從雪櫃取出的生果，宜將生果放在室溫下「回暖」才吃，以免令脾胃受寒，對經血的排出造成影響。

2. 不多吃油炸及辛辣的食物，又不要過吃薑或喝薑茶，不宜喝烈酒，也不要多進補品否則可能造成經血過多、血流量加快，又或行經日子過長等。

3. 不宜過度運動。

4. 避免進行劇烈運動，不宜長跑、跳遠、游泳、高溫瑜伽等，以免消耗過多體力或過勞而生病，也可以防因運動過多導致行經時正氣不足，而令經血過多、經期延長，嚴重時可致早衰甚或停經。

5. 月經期間應保持外陰部清潔，禁止浸浴、焗桑拿及蒸氣浴，以免受感染。

6. 禁止自行喝涼茶及藥材湯，中醫治療經痛及月經有關的毛病，是一定要辨證論治的，不是一方一藥治一疾，切勿服用對他人有效的方藥，也不要自我診斷而服用坊間的驗方。

很多女性都有不同程度的痛經，以下是筆者總結的一些安全而有效的改善痛經方法，讀者可以根據自身的情況試用，當然如果未見效果或有懷疑，請馬上求醫或諮詢你的中醫師。

## 熱敷按摩

【方法】首先以熱水袋或熱毛巾熱敷下腹部約二十分鐘。注意溫度，勿令皮膚灼傷。熱敷物之溫度以自己肚皮可以接受的溫度為宜，一般不宜超過攝氏 42 度。

之後，以溫暖的手掌在下腹部順時針方向打圈按摩 5 至 10 分鐘。然後再重複熱敷 20 分鐘，完成後穿高腰內褲保暖下腹。

【功效】溫通局部經脈，行氣活血，散寒，減緩經痛。適合平素怕冷、畏寒、下腹不溫、痛時喜溫喜按的痛經患者。

## 藥膏按摩止痛

 **自製止痛按摩膏**

【材料】當歸37克、白芍110克、香附30克、延胡索37克、乳果木脂300克、茶花籽油100毫升。

【製法】1. 將全部藥材搗碎。

2. 將藥材碎加入茶花籽油中,以中火加熱之,待油滾後,改為文火續煮,期間不時攪拌材料,以免煮焦,煮約二十分鐘後,熄火,待油稍涼後,以細孔紗布或濾網將藥材渣過濾掉。

3. 將煮好的油拌入隔水加熱至融化的乳果木脂中,繼續攪拌至油與乳果木脂徹底混合即成按摩膏。

【用法】當行經時出現腹痛不適,可用之來按摩小腹,又或配合上述的熱敷按摩法作自療。

備註　如對以上材料過敏者,請勿使用。如有懷疑,使用前請諮詢中醫師。

# ⑥ 天然素顏美（一）

人人都想擁有素顏美。不化妝都靚的人，皮膚一定很好，人美得自然、恒久、耐看。先決條件是子宮要夠健康。

來看看中醫如何解釋：中醫說廣義的子宮，會稱之為沖任，意思不是指子宮這個單一器官，還包括了所有生殖系統的功能在內，也包含了卵巢、外生殖器官，以及主宰周期的內分泌物質及其他相關連的荷爾蒙在內。單就子宮這個器官，中醫稱之為女子胞，屬於似臟非臟，似腑非腑的一個特殊構造，中醫將它歸類為奇恒之腑。

## 沖任要暢順

主導及管理女性生殖功能的是沖任，沖脈及任脈是人體經絡中跟女子的經、帶、胎、產、乳，關係最為密切的經脈。沖任之經氣暢順，脈中氣血充盈，女子的周期及生理狀況就會理想，否則不但是生理周期受影響，連帶髮膚、身材、容顏

等依賴內在氣血的健康而形成的美好外在，也會因內不康而變成外不妍了。

若你這樣做，要擁有從內而外散發出來的素顏美是無難度的。行經前的10天，應多為皮膚做深層淨化，表層清潔的美容護膚程序。因為經前10天，身體正受到黃體素的影響，而令皮膚相較其他時候，皮脂分泌會相對更旺盛，毛孔易閉塞，頭皮也較油膩，若不趁此時加強以淨化、清理為主的美容程序，日子久了，皮膚就會變得暗啞無光澤，甚至生瘡、長粉刺，聚積白頭、黑頭，這些現象在年輕女性中，更為突出。從另一方面看，如果你一向就有暗瘡、粉刺及頭皮油多等問題，也正好趁此一時期，勤加進行清瘡、去痘，為皮膚做深層淨化的按摩，多敷去油、清潔的面膜，效果會事半功倍。在周期性的皮脂旺盛期中，即使你稍為做多了平衡油脂分泌及淨化的護膚程序，皮膚也會受得住的，不會變得太乾、太脆弱。

經期時，多休息，盡量避免工作過於疲勞，減少做劇烈的運動，讓身體的氣血處於相對安和平順的狀態。可以多做拉筋、瑜伽、太極等較為靜態而不太過消耗體力的運動，讓身體保持柔軟及靈活，也可鍛煉身體的內在氣息。很多女生都有以下經驗，就是在經期時皮膚會變得較平時敏感，易紅、易癢、易浮腫，這是因為行經時身體的正氣會較平時弱些，即使排出的是正常經血量，也還是在失血中，血氣自然較平

時弱，血虛則皮膚易受刺激，因而變得較敏感、脆弱，所以要多加安撫及紓緩。行經時多喝暖水，多吃性質溫和、不過熱、過寒的食物，宜為小肚子保暖，別受涼，洗頭後馬上以暖風吹乾頭髮，出汗了，先抹乾身體才進入冷氣地方，可減少行經時生病。

# ❼ 天然素顏美（二）

以下是經期以外的其他時段中，應做與不應做的事，能讓你顯現素顏美。

## 經後滋養

經淨後10天，可趁虛而補，為皮膚進補。此時可多用營養豐富的護膚品，多做修復、深層滋潤、抗衰老等美容程序，因為皮膚此時正處於飢渴期，吸收力特強，很受「補」，多滋潤、多滋養，有利延緩衰老，防色斑加深及預防皺紋，可為皮膚多做提升、緊致、抗皺、祛斑的美容護理。也可按體質適當地多喝補身湯水，氣虛者可多喝北芪、黨參瘦肉湯；血虛者可多喝些紅棗、桂圓、熟地女貞子烏雞湯；畏寒者可多喝艾葉桑寄生蛋茶；陰虛者多喝生地山萸白芍魚湯；熱氣者可多喝花旗參雪耳粟米瘦肉湯。

排卵期，宜多喝去水腫、寧心神的食療，如健脾化濕又清

補的清補涼豬肉湯，如赤小豆粉葛鯪魚湯，以及可喝具有安神平靜情緒作用的茶療，如大棗、洋甘菊茶、合歡花茶、薰衣草茶等，可以去煩，平靜心緒，也可做全身按摩，舒通經絡，有助沖任脈保持暢通及內裏充盈氣血，排卵順利，減少排卵期出血的機會，同時亦可改善皮膚的天然抵禦及清潔力，因此，這時期的護膚程序應針對皮膚最弱的環節，去多做有關的護理及保養，例如：油性皮膚要多做平衡油脂的護理，平素皮膚很缺水，易起乾紋者，宜多做深層補水及多使用保濕力強的護膚品。

##  經後期深層滋養按摩露（外用）

【材料】 小麥胚芽油10毫升、月見草油6滴、科學提取的麥冬精華、科學提取的人參精華各5克。

【製法】 將麥冬及人參精華拌入小麥胚芽油，待溶解後再加入月見草油拌勻即成。

【用法】 趁按摩露微溫時，用雙手將之輕抹在已清潔的臉及頸皮膚上，然後從下而上、從外而內，以指腹在臉皮及頸上輕柔按摩，直至按摩露完全吸收，之後塗上保濕面霜。

【功效】 具有深層滋養，延緩衰老，緊致皮膚、增加皮膚彈性

的功效。天天進行一次，效果更理想。

 **排卵期保濕按摩露（外用）**

【材料】維他命E油5毫升、透明質酸原液10毫升、科學提取
的生地精華5克、科學提取的玉竹精華5克。

【製法】隔水加熱透明質酸原液，將生地精華及玉竹精華溶於
加熱後的原液中，拌入維生素E油即成。

【用法】趁按摩露微溫時，用雙手將之輕抹在已清潔的眼、臉
及頸皮膚上，然後從下而上、從外而內，以指腹在臉
皮及頸上輕柔按摩，直至按摩露完全吸收，之後塗上
保濕面霜。

【功效】具有深層補濕、滋陰及修護抗氧化的功效，常做可以
增加皮膚的鎖水能力，皮膚常保青春。

# 8 保護子宮 抗衰老

若子宮冷如雪櫃，妳會老得快。子宮是孕育之房，生殖之地，關衰老什麼事呢？生育及女科問題雖不在本篇的討論範圍之內，但在中醫的整體觀念之下，身體的一切問題都與每個臟腑、部位皆有關聯，決不可單獨衡量。

子宮冷不單止令你難懷孕，也許還會出現各種各樣的婦科問題，更可令外表衰老得較正常快。此話怎講？宮冷者，月經不會太順；宮冷者，身體必有不適。經不順，體不適，人不會很暢快，精神、健康也不會很好；這時身體有限的內在資源還何來有餘裕去顧及外表上最顯眼，但對身體來說較為次要的髮膚呢？

## 子宮冷怎樣形成？

飲食、生活習慣，先天體質均是引致子宮冷的成因。飲食，港人飲食很西化，也習慣快餐，喜歡喝冰水、凍飲，都怕

肥、怕胖、怕澱粉質。筆者的病人之中就有很多女士，她們早餐是蘋果一個，午飯是蔬菜沙律或一杯乳酪；至於晚餐，看看是外出用膳還是在家吃，外出用膳的話，有可能吃刺身或壽司，夏天來了也愛吃冷麵。以中醫角度看，這種表面看似很健康的飲食，長期堅持的話，身體是受不了的，攝入的熱量不夠，氣血生化之源也就不足，可能你會變瘦了，但身體能健康嗎？主要臟腑的功能會維持得好嗎？遑論較五臟六腑相對次要的子宮呢？

假如在行經時仍堅持穿短裙、熱褲，穿比堅尼內褲，穿低腰褲，不為小腹保暖，這樣是會「冷壞」子宮的；由於現代生理衞生用品的方便貼心，所以，能在生理期游泳、浸浴，穿bra top做瑜伽及gym。你也許沒有任何不適，但是你的子宮正在沉默地受着這些漸進式、累積式的傷害。其實你這樣做的時候已經不知不覺地在加快了自己的衰老速度。

## 保護子宮抗衰老

子宮內有寒氣，輕則會有經痛不適，重則可以造成不孕。筆者知道更多女士最怕的是老，人人都希望長歲數，不顯老，但子宮內寒氣聚得多，積得久時，一定會影響了血的運行，從而也使到氣機受阻，經絡亦會有一定阻滯，當氣血之精華不能上榮於面時，老相便顯露出來了。所以請善用你的天然周期來為防老做好準備，養兒防老或許無指望，養宮防衰肯

定有希望。趁經期來時保護好子宮，可以令你老得慢。

吳茱萸5錢（搗碎），用小布袋或紗袋袋好，放入微波爐中以中火加熱2分鐘；取出，測試袋溫，在皮膚可接受的溫度下，每晚睡前敷在肚臍下3吋之處，用內褲固定好就行。可在行經第一天開始做，每晚一次，至經期乾淨止。

若是寒證經痛患者，可在經期前數天開始敷肚。也有改善經行腹痛的功效。

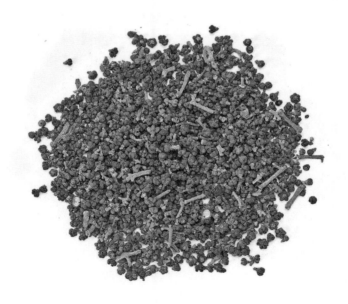

# ⑨ 養陰有助養膚

乾燥而又氣溫高至三十多度時，日常生活中很難不開冷氣，冷氣加天氣的雙重夾擊之下，皮膚就很容易變乾，甚至痕癢。若本身是陰虛體質，又或是偏陰虛的人，皮膚乾燥的情況會更加明顯。陰虛者陰分不足，其體內相對缺少天然的滋潤物質，容易造成皮膚、頭髮乾枯；呼吸道、腸道、眼睛也易出現乾澀，虛火偏盛時更容易有口乾、咽涸等問題。陰虛在女性中較常見，女性會經歷經、帶、胎、產、乳，這些過程，均需要消耗血，血屬陰，陰血不足易形成陰虛。

陰虛的人平素應常吃滋補陰液、甘涼滋潤的食物，如糯米、藕、黑木耳、銀耳、甘蔗、百合、麥冬、石斛、海參、地黃、沙參、玉竹等。忌食辛辣刺激性、溫熱香燥、煎炸、烤焗的食物；少食過分溫熱燥熱的食物，如辣椒、大蒜、韭菜、花椒、桂皮、乾薑、丁香、羊肉、牛肉等，以免耗傷體內的陰液。陰虛者宜早睡早起，對健康及延緩衰老，非常有用。

以下食療有助養陰、潤肺，保持皮膚水潤，有助預防乾紋及痕癢，老幼咸宜。

 ## 雙冬雪耳玉竹燉椰皇

【材料】天冬、麥冬各15克，雪耳、玉竹各20克，冰糖適量，椰皇1個。

【煮法】1. 全部材料洗淨，雪耳用水浸軟後，摘去底部硬蒂，去除雜質，撕成適口大小。

2. 用紗袋將天冬、麥冬及玉竹裝好。

3. 在椰皇的頂部鎅一開口；將雪耳、(2)之紗袋及冰糖放入椰皇中，以棉紙將開口封好；原個椰皇隔水燉60分鐘，取出即成。吃前棄去藥材包。

【服法】每周1-2次。最宜作黃昏時的小吃或茶點。可以調和陰陽。滋陰潤燥，美肌澤膚。

【功效】全部材料均可養陰，滋陰潤肺，可以滋潤皮膚，改善身體因陰虛所致的種種問題，潤而不燥，最適合易陰虛者在入秋時用來保養肌膚及滋潤內臟。

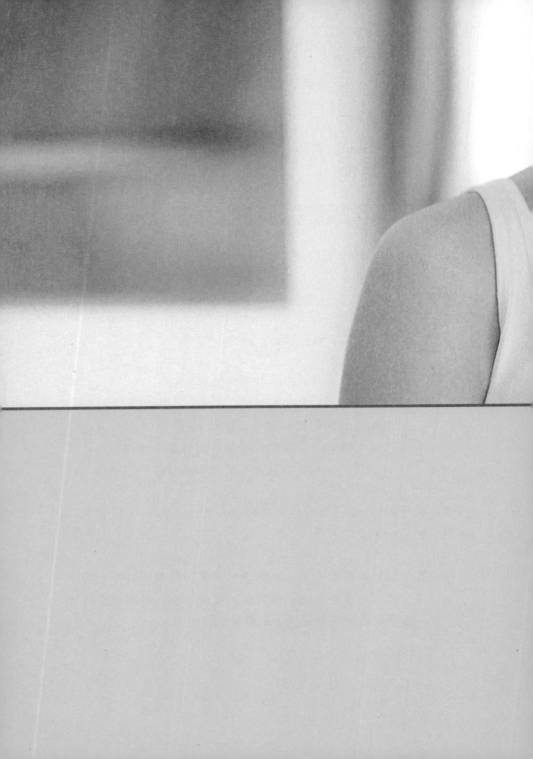

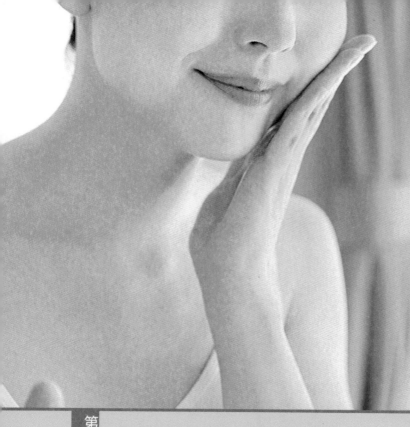

# 第三章

# 表面問題　裏面解決

以下哪項是你渴望擁有的呢？

　　1. 緊致的面部輪廓　　2. 清澄明亮有神的眼睛
　　3. 淨白、零痘痘的肌膚　4. 明亮紅潤的唇色
　　5. 以上皆是

這問題應該十分簡單，試問誰不想保持年輕，以最美的姿態示人呢？無奈現今社會步伐急速、精神壓力大，加上環境污染嚴重，讓身體的內在問題都跑到表面上去。中醫是如何改善這些皮膚問題的呢？

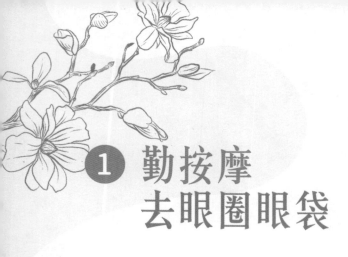

# ① 勤按摩 去眼圈眼袋

大大的兩個眼袋掛在眼睛下面，令人看上去老了至少5年；一雙深色的黑眼圈緊緊貼在臉上，令人以為你3天沒有睡覺，黑眼圈及大眼肚都是容顏上的明顯瘕疵，很多病人問：「許醫師，搽什麼？敷什麼才可以去眼袋及淡化黑眼圈？」老實說，如果不從身體內在去改善氣血及五臟六腑的機能，單靠外用保護品，效果非但不顯著，即使可以立時收到些許改善之效，很快也會打回原形的。

中醫認為眼袋跟脾、腎二臟的關係最大，黑眼圈跟肝、腎二臟的關係較大。中醫理論認為腎藏精，肝藏血，脾乃氣血化生之源，人體需要脾胃從日常飲食中吸收水穀精微來作為氣血化生之源，氣血也是腎精來源之一，一環扣着一環，很多讀者或許知道肝開竅於目，大家都知道養肝可以幫助改善眼之健康，但關於眼部的問題，牽涉的豈止是一個肝臟？

以下簡單分析黑眼圈及眼袋浮腫的成因。

**血瘀型黑眼圈**——眼圈深色部位呈暗紫色；由於局部氣血不通，瘀血停滯而致，多與血氣循環不佳有關，這類黑眼圈者多伴有手足不溫，月經色暗等問題。這類患者，宜戒吃生冷、寒涼的食物，多做帶氧運動，宜注重保暖，可多吃黑木耳、紅棗、田七、蘇木、赤芍、北芪等補氣、行血化瘀的食材。

**腎氣不足型眼圈**——眼圈深色部位呈灰黑色；易覺腰痠膝軟，易疲倦乏力，也易出現夜尿多，小便清長等狀況；平時可多吃黑色及補腎氣的食物，如桑寄生、金櫻子、杜仲、黑豆、黑芝麻、核桃、杞子等補腎食材。

**鼻敏感型黑眼圈**——顧名思義當然與鼻敏感有關，妥善處理好鼻敏感問題，其黑眼圈通常會有所改善；但筆者見過很多成因複雜的黑眼圈問題，可以兼有腎虛、血瘀及肝鬱，再加鼻敏感的，這些患者要逐步醫治，效果才會理想。

**肝鬱型黑眼圈**——眼圈深色部位呈暗黑而帶有青氣；與肝鬱、肝氣不舒，心情差、情緒不穩，或睡眠欠佳有關。這類患者其情志或多或少會出現不妥，睡眠質素差，心情易怒、易消沉，易緊張，或易心煩等。要改善黑眼圈，得先要處理好情緒問題及改善睡眠質素。平素宜多喝洋甘菊、素馨花茶；合歡花、茯神、酸棗仁、柏子仁等有助眠、安神、寧心的食材也可多服，另外具有疏肝解鬱作用的薄荷、貫葉連翹、大

棗、浮小麥等也可多服。

**脾虛濕重型眼袋**——眼下皮膚鬆弛欠彈性，呈浮腫狀態；脾虛不能好好運化水濕，加上脾主肌肉，脾氣不足，令肌肉鬆弛，地心吸力使鬆弛的肌肉向下墜，令眼部浮腫之餘，下眼肚更會向外突出及向下脹起，形成眼袋。這類患者多伴有易水腫、易劫，面色偏黃、皮膚彈性差等問題。宜戒生冷，多吃淮山、蓮子、茨實、雲苓、白朮、黨參、大棗等健脾化濕的食材。

**腎氣不足型眼袋**——眼袋大而不飽滿、眼肚浮腫脹起，常帶灰啞色調；腎主水，腎氣不足或腎陽虛致水濕內盛，令局部水濕停聚所致。這類患者不要進食過鹹、過濃味的飲食，睡前兩小時開始不要大量喝水。宜多吃暖腎又益氣的食材如：北芪、杜仲、製何首烏、桑寄生、菟絲子、人參等。

順序按壓以下穴位，有助改善各類型的黑眼圈及眼袋問題。

**攢竹穴**
位於眼眉近鼻側的起點，可減輕眼睛疲勞、改善眼矇、頭痛，有助舒暢眼周血液循環，從而改善黑眼圈及收緊眼部周圍鬆弛的肌膚。

**印堂穴**
位於兩眉頭的中間。有明目通鼻、寧心安神的作用。

**睛明穴**
位於眼睛鼻側凹陷處，可改善黑眼圈，對眼睛疲勞亦有幫助。

**太陽穴**
於眉尾末端後1吋凹陷處，可改善眼睛疲勞及其他眼疾等，也有提神及安定情緒的作用。

**迎香穴**
位於鼻翼外緣凹陷處，可通鼻竅、治外感，改善鼻敏感不適，對因鼻敏感而引致的黑眼圈有很好的改善功效。

**承泣穴**
位於瞳孔直下眼球與眶下緣之間凹陷處，經常按壓，有明目提神之效，也可提升眼下肌膚的緊致度。

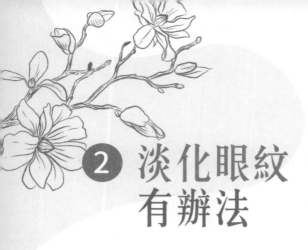

# ② 淡化眼紋有辦法

眼睛周圍出現細紋，當然不美麗，中醫怎樣看眼紋？

## 成因及類型：

### 肝腎虧虛

通常因長時間過勞、夜睡、長期受壓、大病或久病，造成肝腎虧虛，腎精不能養肝血，而「肝開竅於目」，最終因精血虧損未能濡養眼目而形成眼紋。

### 心氣虛

由於長期聚精於電子熒幕上，又或做人做事需時時操心、勞神，這很容易造成心血和心氣不足，心氣衰弱令心臟推動血液循環的功能失調，導致微循環減弱或不足以推動血液，以供養眼周所需而形成眼紋。

### 脾胃濕熱

飲食不節、嗜酒、過飽、過食肥甘厚味或無規律的飲食均易傷及脾胃，導致脾胃濕熱。「脾主肌肉」，所以當脾胃濕熱嚴重時，會令眼皮變得鬆弛、無力和腫脹，繼而導致眼紋出現。

**不良生活習慣**

用眼過度，若不加注意與改善，眼睛得不到充分的紓緩和鬆弛，日久會令到眼周肌膚過度牽拉，加速皮膚鬆弛；同時，長時間維持同一姿勢（如頭耷耷），導致頸椎生理弧度變直，造成頸骨移位，形成局部氣血瘀塞，頭部和眼底血液循環變差，不僅會造成眼紋，還會引起黑眼圈、眼瞼下垂、眼袋出現。

**防紋按摩**

透過按摩眼部穴位如攢竹、睛明、四白等，疏通經絡和氣血，消除肌肉疲勞，減退黑眼圈和浮腫，也能預防眼紋。方法是從眉心開始，然後按壓攢竹穴、魚腰穴、絲竹空穴、承泣穴、睛明穴，力度以感到輕微痠痛為佳，並在每個穴位停留數秒，可來回按摩3次。

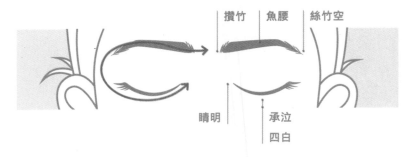

以下介紹的外用防紋、淡紋眼膜，很適合各位天天用來敷眼周皮膚，令你的明眸更明，目光更銳利，靚靚過日子。

 ## 菊花玉竹生地透明質酸眼膜精華

【材料】菊花、生地、玉竹提取物各3克，10%透明質酸原液20毫升，維他命E油3毫升。

【製法】將菊花、生地、玉竹提取物加入透明質酸原液中拌勻，待至完全溶合後，加入維他命E油拌勻即成。

【用法】以薄棉花沾取眼膜精華，濕敷在上下眼瞼及太陽穴前等皮膚上，待10分鐘後棄去棉花即可。視乎眼紋的情況，可天天外敷。

 備註　如對以上材料過敏者，請勿使用。請不要讓眼膜精華進入眼睛內。

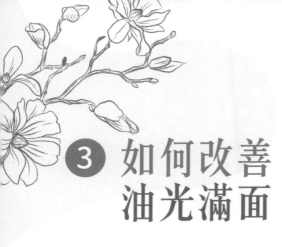

# ③ 如何改善油光滿面

盛夏、天氣翳熱之時，需要化妝的讀者，相信會為面油太多而苦惱，想改善面油問題，先要了解面油的本質。面油的重要組成部分是皮脂質，適量的皮脂分泌對皮膚有滋潤及保護作用，避免皮膚過於乾燥，也能有效延緩皮膚衰老過程，對濕疹或敏感患者也起到天然的屏障功能。但是凡事太過就成害，過於旺盛的皮脂分泌最容易引發暗瘡及脂溢性皮膚炎等疾患，輕則不上妝或彩妝很容易出現「溶妝」情況，令人苦惱，嚴重時會令皮膚受到感染。

## 腸胃濕熱

中醫認為腸胃濕熱的人易面油偏多，「肺主皮毛」，皮膚問題多與肺有關，肺與大腸互為表裏，所以大腸濕熱的話，也會影響皮膚；加上飲食不節制，嗜吃肥甘厚味，亦會導致胃腸濕熱。生活壓力過大也易令肝氣鬱結，影響氣血運行，均會導致面部油脂分泌增多。如果本來就脾虛的人，極易聚濕，

蘊而化熱，導致面部油脂增多，過多的面油會堵塞毛囊，造成毛孔粗大、粉刺、痤瘡等皮膚問題。

要好好改善面部過於旺盛的皮脂分泌問題，必須從生活及飲食習慣入手，戒熬夜、油膩食物，多暖喝水，保持大便暢通，多吃清淡食物及新鮮蔬果，少吃高脂、高鹽、煎炸、辛辣肥膩濃味的食物；最好早睡早起，盡量保持情緒穩定，放

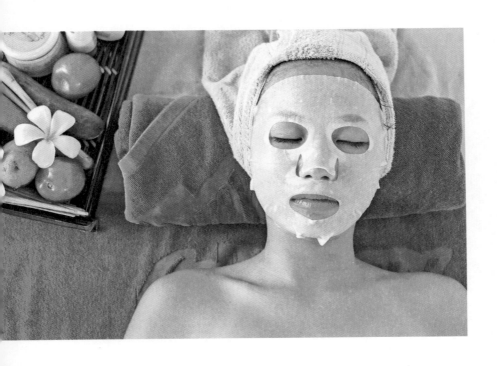

鬆精神，適當地做運動；再配合食療及適當的皮膚護理，方能標本兼治。

中醫食療主要以健脾祛濕為主，再配合潤肺、清熱、疏肝等按個人體質不同而定的食材，從內在因素着手去平衡皮膚的水份及油脂分泌狀況。

## 潔淨保濕

外在的護膚保養應以潔淨、深層保濕及表面保濕為要，切勿過分進行去油或磨砂、去角質等皮膚護理，否則會令皮膚表面的天然保護屏障受損，導致水份及滋潤物質快速流失，皮膚底層水份不足，又間接令到油脂分泌更為旺盛，造成惡性循環，所以切勿用潔面膏或洗面奶等產品每天洗面超過2次，也不要用完全沒有鎖水功能的面霜。

不要過於頻密地用吸面油紙或控油乳液，很多時候愈控油皮膚就愈乾，皮膚乾又導致油脂分泌加速，容易堵塞毛孔，形成其他皮膚問題，其實面油多不算是疾病，但如不妥善處理，很易引起痤瘡、脂溢性皮膚炎等皮膚病，而油脂分泌過盛亦會助長細菌滋生，或令皮膚出現反應過敏、感染或發炎，面油多者最常見的是在頭皮、鼻翼或鼻旁皮膚發紅、痕癢或脫皮，甚至形成膿瘡，所以不能忽視面油過多的問題。

## 外用調和皮膚水油平衡面膜液

【材料】1%透明質酸原液20至30毫升、科學提取的外用中藥提取物（綠豆3克、金銀花、野菊花、桑葉各2克）、維他命B5、維他命A各2克。

【製法】全部材料加入透明質酸原液中，拌勻至完全溶解即可使用。

【用法】用薄棉花或面膜紙吸取以上面膜液，敷在已清潔的皮膚上，15分鐘後棄去面膜紙，用暖水洗面即可。面油嚴重者可以隔日敷一次；面油分泌偏多者每周2次。

【功效】調和皮膚的水油平衡，溫和調控油脂分泌，有保濕成份，不會造成皮膚過於乾燥，有助皮膚回復正常的油脂分泌功能。

【宜忌】對以上材料過敏者不宜。

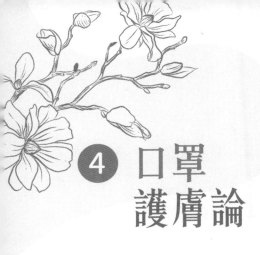

# ④ 口罩
# 護膚論

戴口罩是抗疫、防病的自我保護措施,天天戴着口罩過日子,時日一久,有些人的皮膚開始「界反應」了。很多人出現了各種因為佩戴口罩而導致的皮膚毛病,有人暗瘡生多了,有人皮膚變得易紅或痕癢,有人皮膚的油脂分泌增加,粉刺長多了,有人的濕疹惡化了或復發。

## 化妝須調整

關於戴口罩的禮儀,及戴口罩的正確方法,不在這裏述説,筆者想説的是戴口罩的皮膚護理事宜,很多白領麗人及工作性質要面對客人的行業,如零售業、銀行前線職員、空姐、地勤等,她們習慣或規定要化妝返工,在戴口罩的日子,很多時除了不搽唇膏外,仍然是會化妝上班的,問題往往就出在這裏。面部皮膚被口罩遮蓋了近三分二,這部分的皮膚與口罩親密接觸,時刻緊貼,皮膚上的粉底、蜜粉等化妝品會沾染在口罩上,很多人會一個口罩戴整日,至少也會戴半

天，這些化妝品與皮膚的天然分泌、口水等被口罩一同「焗住」，日子一久，很易令毛孔堵塞，因此，粉刺會增多。

另外，本來易長暗瘡的人，局部的暗瘡問題會變得嚴重，特別是油脂分泌較旺盛的鼻頭、下頜等部分；因為皮膚上本來就有很多細菌存在，長時間戴口罩，一些引發皮膚感染的微生物會聚積、會增多，造成暗瘡問題。玫瑰痤瘡患者的皮膚本來就很易發紅、很怕「焗」，時刻口罩不離面，說話或面部肌肉活動時都會與口罩互相「廝磨」，形成對皮膚的刺激，令到本來忌摩擦、觸碰的面部皮膚更紅、更癢，甚至出疹。濕疹患者的皮膚惡化或復發的原因也類似，有些患者的嘴唇、唇周圍本來就是其皮疹的好發部位，在口罩密罩的日子，其問題自然會惡化或復發。口罩不敢除的時日，喝水的次數很自然會減少，也易引起水份補充減少、便秘等問題，這也是令到皮膚變差的原因。

筆者建議宜化「口罩妝」，只集中化眼妝，粉底盡量塗在前額及太陽穴，不要塗在鼻頭、唇周及下面頰油脂分泌旺盛者，宜時常用吸面油紙印印鼻頭及下頜等位置，以減少口罩被油脂污染的機會。最好4至5小時更換口罩，保持皮膚乾淨，下面部的面霜應挑保濕而清爽的，以免該部分的皮膚「油夾䊛」，這有助減少粉刺，避免細菌增長而長暗瘡。

## 多喝水保濕

玫瑰痤瘡及濕疹患者，宜佩戴不「貼嘴、黏膚」而又有足夠防護性能的口罩，又或者每隔1至2小時，在安全情況下脫下口罩讓皮膚透透氣，如果能夠，戴着口罩時盡量不說話，減少面部肌肉郁動，皮膚與口罩的摩擦也會減少，對皮膚的刺激就會降低，雖然不能紓緩皮膚不適，但至少可以降低泛紅、敏感、痕癢發生的機會。

要時刻提醒自己多喝暖水，此時此刻的飲食，宜多蔬果、少煎炸及辛辣，不吃油膩濃味的食物，皆有助在口罩不離面的狀況下，減少「爆瘡」、「發疹」的機會。

# ⑤ 如何防「口罩瘡」?

在天氣回暖，潮濕及悶熱，可以不化妝，但不能不天天戴口罩的日子，多了一種「新型」暗瘡，可稱之為「口罩瘡」；其好發部位多在下巴、上唇、嘴角、鼻頭及兩側下面頰，即是與口罩緊密接觸的部位。

## 油脂增加

為什麼會出現「口罩瘡」?

天氣熱，皮膚天然的皮脂分泌會較天冷時增多，氣候潮濕又會令到皮膚較為黏泅，易把大氣中的污物「黐實」，再加上人類皮膚本來就存在着很多微生物，如：細菌、病毒、真菌等。現在我們的下半面部幾乎長時間被口罩「封住」，因此，同時也將面上的微生物及天然皮脂分泌「封在一起」，當人體的正氣不足時，這些細菌、病毒甚至真菌等就會侵害皮膚，導致發炎及長座瘡。如果本來就很易長暗瘡，又或者本身是皮膚

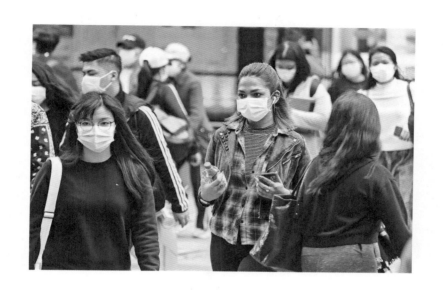

抵抗力差的人，其痤瘡問題就會較平時嚴重。

戴口罩的日子，除了下半面部不化妝外，也要選用潔膚力強而不引致乾燥的潔面用品，應用清爽但不刺激的爽膚水，也要用保濕鎖水功能夠但不黏膩的面霜。如果是面部油脂分泌旺盛的人，應每隔3至4小時用吸面油紙吸走鼻頭及下巴位置的過多皮脂，隔天敷深層潔淨面膜。在安全情況下，每隔數小時應該脫下口罩一會兒，讓皮膚透透氣，對預防「口罩瘡」會有幫助。

## 祛濕清熱

在抗疫避瘟的日子，保護你的肺、強壯你的身體之餘，也別忘護膚保濕，強身健體與美顏護膚其實有共通做法的，諸如減少進食辛辣溫熱之品、不喝冰水凍飲、少吃肥甘厚味之物等，對護肺保膚均有奇效。另外，按自己體質多服一些祛濕清熱、涼血解毒的食療也是很適合的。戒煙戒酒是養膚美肌的指定動作，嗜酒又愛吸煙者的膚質「靚極有限」，飲得多容易醉，又「毀容」，要靚？高風險的事最好不要做。

 **淨膚抗炎面膜**

【材料】 米糠粉 5 克、海藻粉 3 克、以科學方法提取的外用中藥提取物：（薏米 2 克、金銀花、綠豆各 1 克），綠泥 5 克、香蜂草花水 30 至 50 毫升。

【製法】 全部材料混合，逐少分次加入香蜂草花水，把混合物調成黏泥狀態即可用來敷面。

【用法】 潔面後，敷面 10 至 15 分鐘，然後用溫水洗淨即成。一般膚質，每周 1 至 2 次；油性膚質，隔日一次。

【功效】 能深層潔淨肌膚，有調控皮脂分泌的功效，可清除毛孔污垢但又不致皮膚過於乾燥，具有清熱解毒及涼血

功效，有助改善暗瘡及減少炎症。適合易長痤瘡、皮膚易受感染，油脂分泌旺盛者多用。

⚠️ **注意** 不可將泥膜敷於皮膚上太長時間，可能會導致敏感。

💡 **貼士** 綠泥是最普遍的礦物泥，含豐富的礦物質，適合油性至混合性皮膚。

功效：強效潔淨肌膚、吸收油份和去死皮。能平衡油脂分泌及活化乾性皮膚，平衡肌膚pH值，達至緊緻毛孔的效果。

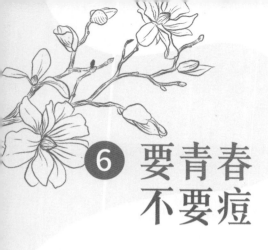

# ❻ 要青春
# 不要痘

青春痘，又叫暗瘡，醫學上稱為痤瘡，無論你青春與否都有機會患上。中醫認為以下乃痤瘡的主要病因病基：

1. 陽熱之體復受風、濕、熱之邪侵襲，風熱入體內，與體內的濕、熱相結合而發病。

2. 因多食油膩辛辣之品，令脾胃濕熱內蘊，致肌膚中的濕、熱等邪積聚，熏蒸顏面，閉阻毛竅而導致。

3. 飲食、情緒、生活起居等因素或致血瘀化熱，或令沖任不調，形成瘀、痰、熱互結，繼而成瘡。

4. 青年人多為陽盛之體，熱常有餘；頭面為諸陽之首，故青年人相較其他年齡組別者更易長痤瘡，也常長在頭面部瘡。

## 四大類型

痤瘡常見為以下 4 種類型：

**肺熱型**：初發暗瘡，丘疹狀、瘡色紅。
**濕熱型**：痤瘡多有紅腫疼痛或膿頭，常伴有口氣及大便秘結。
**痰濕型**：暗瘡成囊腫型，大便較為稀溏。
**熱毒型**：滿臉暗瘡，顏色通紅，嚴重者甚至膿液外溢。

 **熱型痤瘡適用食療湯：冬瓜薏米桑葉湯**

【材料】冬瓜 600 克、薏米 37 克、桑葉、野菊花各 20 克、陳皮一小塊、瘦肉 300 克、鹽少許。

【煮法】全部材料洗淨，冬瓜留皮及籽，切厚件；陳皮浸軟刮去內瓤；瘦肉汆水、切厚件；全部材料加水 3 碗放入煲內以武火煮沸後，再以文火煲 1 小時，加鹽調味後即可飲用。

【功效】冬瓜能清熱解毒及消炎，薏米有健脾排膿之效，桑葉潤肺清肺、潤燥有助減輕暗瘡的嚴重程度。

【服法】每周 1-2 次。

## 濕熱型痤瘡適用食療湯：茵陳雲苓老鴿湯

【材料】雲苓、茵陳各20克、水龜草37克、老鴿一隻、綠豆
　　　　30克、陳皮一小塊、鹽少許。

【煮法】老鴿洗淨切件、汆水；陳皮浸軟刮去內瓤；全部材料
　　　　加水4碗放入煲內以武火煮沸後，再以文火煲1.5小
　　　　時，加鹽調味。

【功效】健脾祛濕、清熱涼血，減少暗瘡發作。

【服法】每周1-2次。

 ## 痰濕型痤瘡適用食療湯：皂刺薏仁湯

【材料】浙貝、皂角刺各15克、天花粉、薏米各37克、陳皮
　　　　一小塊、瘦肉300克、鹽少許。

【煮法】陳皮浸軟刮去內瓤；瘦肉汆水切厚件；全部材料加水
　　　　3碗以武火煮沸後，再以文火煲1小時，加鹽調味。

【功效】化痰祛濕、消腫療瘡。

【服法】每周1-2次。

**熱毒型痤瘡適用食療湯：海帶三花雙葉茶**

【材料】海帶37克、金銀花、野菊花、蒲公英各15克、陳皮
一小塊、冰糖少許、清水1200毫升。

【煮法】海帶浸透及洗淨，剪成小塊；全部材料加水以武火煮
沸後再以文火煲1小時，隔渣後，加入冰糖調味。

【功效】清熱散結、解毒、收膿。

【服法】每周1-2次。

以下是一個適合皮膚油脂分泌多之人的外用痤瘡療方。

 **綠調膚粉**

【材料】綠泥面膜粉30克（均為科學提取的草本成份：綠茶、
綠豆提取物各5克，枇杷葉、大黃提取物各3克）、天
然橙花花水30至40毫升。

【製法】將各粉狀材料混合好，徐徐加入花水調成糊狀即成。

【用法】將面膜糊敷在已清洗的皮膚上，待15分鐘後以溫水洗
淨即可。視乎皮膚的油脂分泌狀況，每周可敷2至3次。

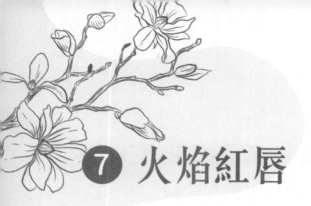

# ⑦ 火焰紅唇

相信幾乎每位女士手袋中都會有一支口紅（唇膏），可見從來人們認為唇紅才是美，但這裏想說的烈焰紅唇是另類紅唇，因過敏或發炎而導致的「火焰」紅唇。

小女孩今年6歲，無論天氣寒冷、天氣炎熱，濕度高、濕度低，她的嘴唇都會脫皮、乾裂，甚至長小水珠狀的皮疹，有時會如被火灼般疼痛；另一位美少女剛出來社會做事，難免要化淡妝，塗唇膏是基本動作吧，但她的雙唇本來就比搽了鮮色口紅更紅，甚至腫脹發癢，有時連說話也有困難，她覺得雙唇如拉緊的橡皮一樣箍緊着她的嘴。

## 患唇炎七點護理

根據這兩位患者的症狀，可以輕易診斷她們患上唇炎，唇炎的表現除了上述的症狀外，還可以在鼻翼、唇部周圍出現紅斑，乍看之下好像被塗了口紅的人吻過一樣；也有人是因為

習慣舔唇、咬唇，或乾燥時不搽潤唇膏導致甩皮，及後又將之撕走而引發流血、發炎等，有些則是不論任何時候嘴唇都極度乾燥。

中醫認為唇過於紅是熱氣的表現之一，嘴角爛、唇瘡等都有可能是胃火亢、心火旺等引致。此外，有些先天過敏體質的人，過敏反應可表現在身體任何部位，包括唇部，因此，某類唇炎也可視為濕疹般醫治，唇部濕疹中醫稱為唇風。

如果你有以上的問題，你需要注意以下的事情：

1. **別用舌頭舔嘴唇**：舔唇只能讓唇表面暫時濕潤，水份很快便蒸發掉，而唾液中的澱粉酶卻會留在唇上，加重嘴唇乾燥情況，結果是惡性循環，愈乾愈舔、愈舔愈乾，有些人還會因此而造成嘴唇出現色素沉着。

2. **別吃辣**：辛辣之品吃得過多，腸胃一定積熱，如果本身是容易熱氣的體質更不應吃辣，辛辣食物會令你熱上加熱，嘴唇的乾裂會更嚴重。

3. **別搽唇膏**：市面上的唇膏或多或少都會含有一些令人過敏或刺激的成份，讓症狀加重。

4. **別撕皮**：嘴唇有脫皮，千萬不要撕，以免撕傷皮膚。

5. **別喝凍飲、吃生冷：**冰凍生冷之飲食會損害脾胃功能，使體內的環境惡化，也會波及本來就脆弱的唇部。

6. **小心進食：**進食時應避免食物、尤其是醬汁沾到唇上，因為這些物質會刺激嘴唇令問題加劇，最好把食物切成一小塊，直接送進口腔內，減少食物與嘴唇接觸的機會。

7. **用飲（吸）管喝飲品：**這樣可以減少嘴唇接觸其他物質的機會，更好地保護唇部。

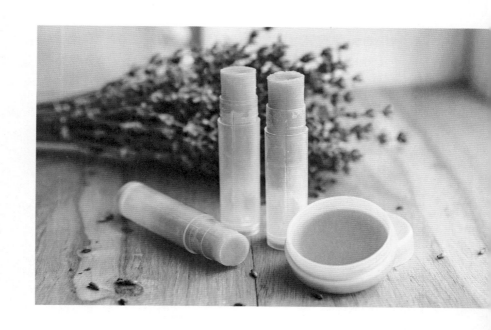

**自製舒敏潤唇膏**

【材料】科學提取的蒲公英提取物2克、維他命E油10滴、天然甘油5毫升、薄荷精油3滴、天然蜂蠟20克。

【製法】1. 將天然甘油隔水加熱後,加入蒲公英提取物攪拌至溶解。

2. 分別將維他命E油及薄荷精油加入隔水加熱後呈溶解狀的天然蜂蠟中拌勻。

3. 將甘油溶液與蜂蠟拌勻,待製成品降溫後凝固即可使用。

【功效】滋潤唇部皮膚,減輕皮炎機會,紓緩乾癢及預防皸裂。

【用法】只宜外用。搽在已清潔的唇上,有需要時就可以搽,可適當在嘴角塗厚些,也可抹在唇周皮膚上,因為皮膚及唇的交界處也是非常敏感及脆弱的,應多加保護。

備註 如對以上材料有懷疑或過敏,請勿使用。

# ⑧ 以色治色
# 以黑化斑

中醫素來都有以形補形之説，相信大家都知道是什麼一回事，例如：胃弱者喝豬肚湯有助健胃，喝豬尾骨湯可以幫助壯腰等，但以色治色你又了解嗎？以色養膚又是什麼呢？

## 顏色食療養膚

皮膚上的色斑可以通過內服對證的食療來對付之，以不同顏色的食物作為養膚美顏的主要食療，就是最簡單地實踐以色治色及以色養膚的概念。

常吃以下的食物有助美白消斑：綠豆、薏米、茯苓、桑椹子、女貞子、番茄、蘆筍、薯仔、青瓜、牛奶、雞蛋、生地黃。可按個人體質偏向性來選擇，別天天吃同一款食材，要兼併、變化地去作食療。

人人都説抗氧化，因為氧化令人易衰老、易出斑，怎樣做才

好呢？難道天天喝苦茶、吃中藥？還是用昂貴的美顏保養品？以下這個簡單易做、美味又有效的抗氧化蔬果汁，可以之作輕膳，更可順便「瘦身」呢。

 ## 黑色祛斑蔬果汁

【材料】黑豆30克、黑芝麻30克、黑提子200克、黑莓200克、桑椹子100克、羽衣甘藍100克、椰子水300毫升。

【做法】以專為製作蔬果汁的研磨機將以上材料一同攪榨成濃汁即可。

【功效】補腎、養肝、益血，助延緩衰老，抗擊色斑。

【服法】隔天一次，最好用來代替下午茶餐或作輕盈午餐。

💡 貼士 請揀選盡可能保留蔬果纖維的榨汁機，以不破壞蔬果本身的營養為上。

 ## 以白去黑中藥日霜

【成份】優質基底日霜100克，以科學方法提取的中藥提取物：茯苓、白芍各3克、白芷、玫瑰花各2克。

【製法】將各款提取物拌入日霜中，靜置一晚，直至所有提取物完全溶解即成。

【功效】美白淨膚，有助減淡皮膚的色斑及降低色斑形成的機會。

## 三白護顏嫩膚面膜

【成份】以科學方法提取的中藥提取物：白蒺藜、桑白皮、薏米各3克，熊果素4克、維他命B3 2克、保濕基底面膜30克。

【製法】將各成份分次拌入保濕基底面膜中，靜置一晚，直至所有成份溶解後，即可使用。

【用法】每天敷在已清潔的皮膚上，留置15至20分鐘，再以溫水洗淨即成。

【功效】保濕嫩膚、淨白及均衡膚色，可提升皮膚的明亮感，基本上適合所有膚質。

備註　以上食療方及外用療方謹供參考，如對以上材料有懷疑或過敏，請勿使用。

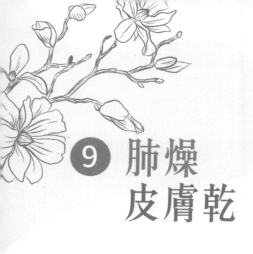

# ⑨ 肺燥 皮膚乾

中醫認為「熱」的特徵是易於向上、向外發展;「燥」之特徵是燥勝則乾,易於傷肺,燥邪為害,最易耗傷人體的津液,形成陰津虧損的病變,身體內外均會現出各種不同程度的乾澀症狀和體徵,例如:皮膚乾澀皸裂、鼻乾咽燥,口唇燥裂、毛髮乾枯不榮、小便短少、大便乾燥等。燥熱互結會令以上各種不適及毛病更為明顯,輕則表現為皮膚乾、長細紋,重則出現乾燥性搔癢或「爆拆」。因此要護膚,要防止皮膚受天氣轉換影響,要防衰老,請記得順應肺胃的特性去養生、飲食及護理肌膚。

肺既然怕燥,在飲食上就千萬不要吃令肺變燥的食物,以及少用熱氣的烹調方式,戒口也要分清自身的體質及季節特性,秋天忌辛辣、煎炸及辛溫的食材,應少吃蒜、薑、辣椒、油炸、烤焗及炕焗食物,港人很喜歡的燒烤及打邊爐是此時的大忌,吃多了不但對皮膚保養有不良影響,更可令健康受損。肺燥,患上傷風、感冒或咳嗽的機會也會大大增

加。潤肺食物宜多吃，可多在秋季吃梨、雪耳、沙參、玉竹、百合、蜂蜜等。

## 減胃熱少皺紋

這樣做可以避免胃腸積熱：少吃油膩食物，少吃煎炸食物，少吃辛辣食材，減少吃生冷及喝凍飲，多喝暖水，多吃水果蔬菜，保持大便通暢，進食了熱氣的食物後，宜適當多些能「中和」的飲食，如吃較寒涼的蔬果，好像西瓜、綠豆、苦瓜、海帶、白菜、芥菜等。當然這也要依據個人獨有的體質去衡量及調節，陰虛內熱者對易「上火及熱氣」的飲食之耐受力會較胃寒、陽虛的人低，所以在日常的膳食上要作出「個人化」的調整。胃熱即有火，火性向上，火易灼傷脈絡影響皮膚，不但易令皮膚出現乾紋或細紋，更有些人會因而形成色斑及瘡痘；熱加燥，會把體內的「陰液」加快「蒸發」掉，皮膚賴以滋養潤澤的各種物質，如血、津、水、液等都會被燥及熱破壞或減少，皮膚就失去了長養的基礎，皺紋、乾紋、衰老因此就會出現。

 **胃熱者適用的防紋面膜**

【材料】 維他命E油10毫升，天竺葵花水15毫升，純正透明質酸粉10克，科學提取的玉竹及積雪草提取物各10克。

【製法】隔水溫熱天竺葵花水，分次加入各種粉狀成份，徐徐
　　　將之拌勻至溶解為止；待溶液稍涼後，再拌入維他命
　　　E油至完全混和即成。

【用法】清潔面部、拍上保濕爽膚水後，沾取以上面膜液厚厚
　　　地塗抹於面部及頸部皮膚上，待15分鐘，若皮膚仍有
　　　未吸收掉的面膜，可用指腹輕輕按摩，直至所有面膜
　　　液被皮膚吸收掉；之後用純淨的天竺葵花水在所有敷
　　　過面膜液的皮膚上仔細抹一次，將表面的面膜液抹乾
　　　淨，再按個人的體質及膚質搽上鎖水面霜即成。可視
　　　皮膚的乾及皺紋狀況，每天或隔天使用一次。

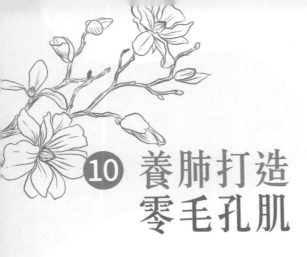

# ⑩ 養肺打造零毛孔肌

潮濕幾天、暖幾天，又再翻風、乾燥，很容易令人生病，除此之外，也對皮膚造成很大負擔。有些人會因為天氣轉換得快、轉變得密而出現皮膚過敏、紅癢等情況，更多的人是雖未發展成需要延醫診治的病狀，但是皮膚會變得又「嚡」又「粗」，毛孔明顯增大，我們應該怎樣應對此等皮膚「毛病」？怎樣才能養回細滑「零毛孔」的皮膚呢？

## 零毛孔先養肺

乾濕度變化大易導致皮膚本身的循環紊亂、水油失衡，因而令到角質層增生或難以自我代謝，毛孔便會因此被堵塞，皮膚最表面的角質層增厚，又失去其正常的生理代謝規律，不出數天，皮膚自然變得粗嚡，日子一久毛孔也就被撐大了，白頭、黑頭及粉刺就會接踵而來，要有效處理以上情況，我們必須對證下藥，皮膚才能恢復細緻滑淨。

中醫認為人體的外在，不論皮膚、毛髮、氣色等的好壞，都是跟身體內部的臟腑和經絡功能的健康與否有關。

皮膚質素，當與肺最有直接關係，中醫指「肺主皮毛」及「司毛孔之開合」證明毛孔要消失、皮膚要細嫩，必須先養肺。我們每天都會透過皮膚中的毛孔去排汗，通過皮膚內的皮脂腺體去分泌出皮膚的天然油份，假如肺功能失調，廢物或過多的油脂就會積聚於毛孔中，髒物形成後若未能及時排走，就會把毛孔開口弄大，更會成為黑頭、粉刺，皮膚因而變得粗糙和失去彈性。故此，養肺才是收毛孔的治本之道。

 ## 外用收毛孔滑膚養膚水

【材料】 橙花水100毫升；以下為科學提取的中草本提取物（粉末狀）：西瓜皮、薏仁、野菊花各2克；天冬、綠茶各1克；棉花籽油3滴。

【製法】 將全部科學提取的中草本提取物逐少分次混入花水中，輕輕搖晃，靜置一晚左右，粉末就會完全溶解，之後加入棉花籽油即成。

【用法】 由於不添加任何化學品及穩定劑，每次使用前必須搖勻，令養膚水的成份充分混和。以化妝棉沾養膚水，輕抹於已洗淨的皮膚上，早晚一次，當作爽膚水用。

**備註** 如對以上材料有懷疑或過敏，請勿使用。

 ## 春日養肺嫩膚湯

【材料】扁豆花、菊花各20克；玉竹、百合各70克；白果肉、甜杏仁各37克；無花果5枚、鮮土茯苓1200克（如用乾品則110克，新鮮的味道比較好）、豬骨1200克、生薑3片、蜜棗4枚、鹽少許、水3500毫升。

【煮法】全部材料洗淨；鮮土茯苓、豬骨斬件，分別略汆水；全部材料（鹽除外）加水以大火煮滾後，改細慢火煮2小時，下鹽調味即成。煮時最好放一塊竹笪，因為煮好土茯苓時很容易「黐底」或令湯水有「燶味」。

【服法】每周1-2次。

【功效】祛濕毒、清肺、潤肺，化皮膚的積熱，最適合春日潮濕、霧多的季節祛濕毒、養皮膚。

【宜忌】基本上適合所有正常體質者服用，體虛或素體寒者慎服。

**備註** 孕婦、長期者病患或有懷疑者，服前請諮詢中醫師或醫護人員意見。

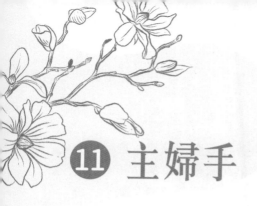

# ⑪ 主婦手

在乾燥的季節，天氣異常乾燥時，主婦手患者的皮膚症狀本來就會更為容易發作；當有疫症的時候，消毒雙手變成每日必須重複不斷地做的一件事，勤洗手，頻繁地用酒精搓手液、抗菌產品及消毒用品等，皆會導致雙手皮膚敏感。患有俗稱「主婦手」的人會更為困擾。其本來就很脆弱的皮膚，因長期濕水、接觸刺激性物質如：梘液、肥皂、搓手液、消毒水、濕紙巾、洗潔精、含有化學刺激物質較多的護手霜等，均可以令到皮膚出現乾、紅、痕癢、脱皮、紅腫，以及長小水泡，秋冬季是主婦手高發季節，嚴重患者的手部會痕癢難耐，甚至皮開肉裂，流血、滲液，若不及時處理，可以導致局部皮膚感染、潰爛等嚴重情況。

主婦手的中醫證型主要是以下兩個。

## 一、濕熱並重型

易見於急性發作期，皮膚多會呈現鮮紅色，痕癢較嚴重，皮

膚會起小水泡，甚至滲液、流出黃色液體。濕熱並重型患者容易出現口乾、口氣、口苦、脾氣比較暴躁，易便秘、大便較乾硬，以及小便會偏黃和較為混濁。舌苔較厚及膩、舌色較紅。

 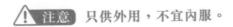 花皮根外洗療方

【材料】 金銀花、蒲公英、野菊花各20克，白鮮皮、百部各30克，白茅根15克，水1500毫升

【製法】 全部材料加水以大火煮滾後，改中慢火煮20分鐘，隔渣取藥液；待藥液溫度變得和暖時即可使用。

【用法】 潔手後，將雙手泡浸在藥液中，浸5至10分鐘，抹乾手後塗上刺激成份少的護手霜。每日浸1至2次。

【功效】 清熱解毒，疏風散熱；化濕涼血，止痕消炎。

⚠ 注意　只供外用，不宜內服。

## 二、血虛生風型

皮膚極之容易乾燥，皮色黯淡，時常出現脫皮、龜裂，甚至滲血情況，反而滲液會較少出現；有些患者會伴有全身症狀，血虛較重者，較易出現頭暈、頭痛、手腳麻痹，月經不調等

情況。

 ## 二黃雙白外洗療方

【材料】生地黃、黃精各30克，白蒺藜、白芍各20克，地榆
　　　　10克，水1500毫升。

【製法】全部材料加水以大火煮滾後，改中慢火煮30分鐘，隔
　　　　渣取藥液；待藥液溫度變得暖和時即可使用。

【用法】潔手後，將雙手泡浸在藥液中，浸5至10分鐘，抹乾
　　　　手後塗上刺激成份少的護手霜。每日浸1至2次。

【功效】滋陰養血，涼血活血，滋腎潤膚，止瘙癢。

⚠ 注意　只供外用，不宜內服。

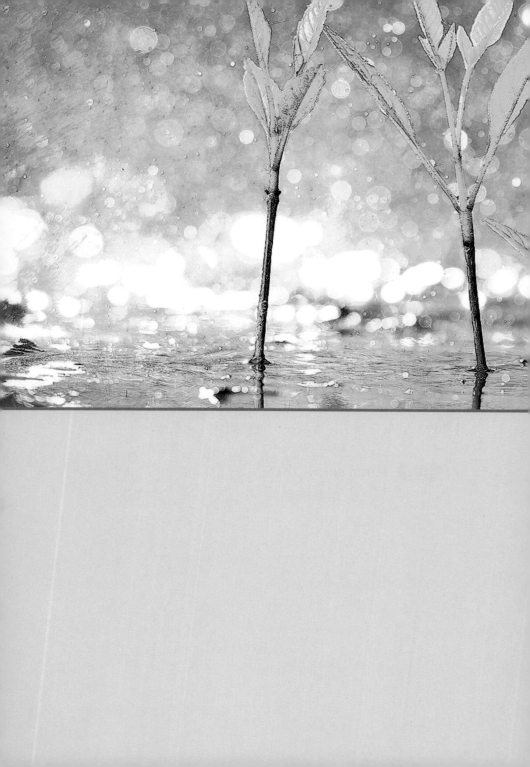

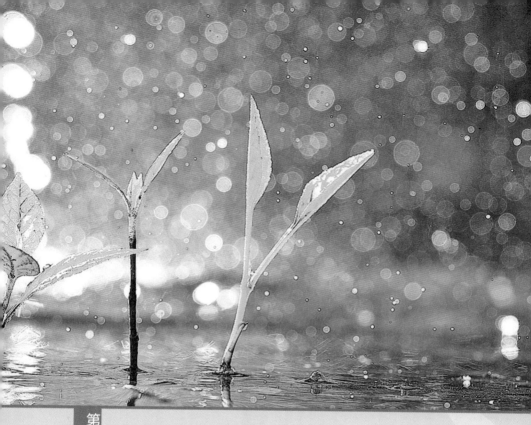

# 第四章 順應節氣　養生要點

「天人合一，順應四時」是中醫養生的主要法則：

「天」是大自然，「人」是人類，「合一」是指兩者互相存在，
又互相影響；「順應四時」則是指按照一年四季氣候陰陽變
化的規律和特點作出養生調養。

四時包括了十二個中氣和十二個節氣，統稱二十四節氣。
中醫認為，養生需依循不同節氣的特點，從日常起居、飲
食、情志等方面進行全面和有系統的調節，便可以保持身
體健康，延年益壽。

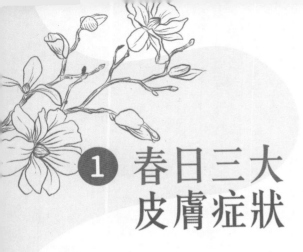

# ① 春日三大
# 皮膚症狀

春天的多濕天氣令人睏她、欠精神，很易惹病，很多人在春
天常有皮膚毛病，撇開春睏不表，說說皮膚問題吧。為何這
時節很多人會皮膚出毛病呢？潮濕的春天最多人投訴的皮膚
問題分別是癢、紅及疹，何解？

## 痕癢、發紅、出疹

癢與風有關，春天多風，無風不作癢，春天多濕，風夾濕易
令人的陽氣受抑制，皮膚表面的陽氣不足，可以理解為皮膚
表面的保護力不足，皮膚就易受外界的影響，若出現異常，
最常見的症狀就是癢，特別是本身就是異稟體質的人。

紅與內熱有關，不論是虛熱、實熱、濕熱，均有機會令到皮
膚較平常更易泛紅或起紅絲，氣候多濕而又忽冷忽熱，令到
很多本來就易上火、易濕、易熱的人更容易出現「紅皮」，若
再加上不節飲食及缺少睡眠，皮膚特別是位於諸陽之首的面

部皮膚就更容易發紅。

疹是統稱，這裏說的疹包括長在身體的皮膚及生在臉上的暗瘡，梅雨季、潮濕天、乍暖還寒的天氣的確很易令濕疹惡化或復發，也令一些常長暗瘡者的問題變得嚴重，這是因為濕邪滯於肌表，或結合外來的風，或結合內在的熱，或許兼夾了個人本身的虛，導致諸邪積聚導致疹病之發生。

有些人同時患上以上三個症狀，為什麼呢？怎麼辦好？筆者很強調養膚必須分體質，保顏當先調內在。當下出現的問題，其實是很早之前已經在不知不覺中逐漸形成的，應合了外來的某些契機才發而為病的，皮膚同時出現癢、紅及疹者，多因為病邪裏應外合所致。內在本身的熱及濕何來？從吃而來的佔大多數。內在的風何來？隨肝氣不舒、壓力而致的居多。內在的毒因何存在？因個人起居、飲食及生活習慣所致的為多。

## 保乾爽睡眠足

嗜吃生冷愛喝冰凍飲品，日子一久便會令到脾胃功能受累，身體內的「抽濕機」即脾胃不能良好發揮其作用，濕便在體內聚積、久而為患。喜歡吃香口、煎炸、辛辣者，自然會更容易「熱氣」。若生冷辛辣皆愛的人，常常吃香喝冷，體內的熱與濕互相結合，形成濕熱，兩邪互結就更難被祛除了，令

人出現與濕熱有關的疾患，濕疹、暗瘡、搔癢等疾患極多時
候都是同濕熱有關。皮膚泛紅不退，使人很困擾，這與內熱
有關，陰虛者最為多見。另外，體虛者，在外界環境變化急
且大的時候，體內的固有毛病就最易被誘發了，因為虛所以
身體未能即時適應相關變化，舊患就來找麻煩了。

如果同時有癢、紅及疹者可以多吃以下食物，有助化濕、清
熱、祛風、解毒，一次過解決三大症狀：淮山、蓮子、土茯
苓、雲苓、白芍、薏米、防風、白朮、馬齒莧、馬蹄、扁
豆、赤小豆、粉葛、無花果、莧菜，油麥菜。另外，切記皮
膚要避風，不要刻意去吹風，室內宜開抽濕機保持乾爽，一
定要有足夠睡眠，皮膚才會健康又美麗。

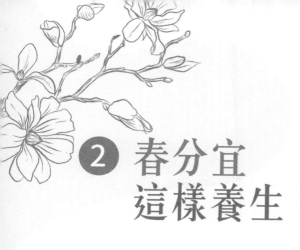

# ② 春分宜<br>這樣養生

春分是全年二十四個節氣中的第四個節氣，古時又稱「日中」、「日夜分」或「仲春之月」，春分通常在每年的 3 月 21 日前後（20 至 22 日）交節，這時太陽到達黃經 0 度。曆書記載：「斗指壬為春分，約行周天，南北兩半球晝夜均分，又當春之半，故名為春分。」春分當日正是 90 天春季的中間日，南北半球晝夜相等。從這一天起，太陽直射位置漸向北移，南北半球晝夜長短也隨之而變，北半球晝長夜短，南半球與之相反。春分一到，雨水明顯增多，春分後氣候溫和，雨水充沛，陽光明媚，大部分地區的農作物開始其春季生長，也是早稻的播種期。

## 符合調整陰陽之法

古代將春分分為三候：「一候玄鳥至；二候雷乃發聲；三候始電。」便是說春分日後，燕子便從南方飛來了，下雨時天空便要打雷並發出閃電。春分是反映四季變化的節氣之一。中國古代習慣以立春、立夏、立秋、立冬表示四季的開始。春

分、夏至、秋分、冬至則處於各季的中間。

據《月令七十二候集解》:「二月中,分者半也,此當九十日之半,故謂之分。」另《春秋繁露·陰陽出入上下篇》說:「春分者,陰陽相半也,故畫夜均而寒暑平。」《明史·曆一》說:「分者,黃赤相交之點,太陽行至此,乃畫夜平分。」所以,春分的意義,一是指一天時間白天黑夜平分,各為12小時;二是古時以立春至立夏為春季,春分正當春季3個月之中,平分了春季。

《素問·至真要大論》:「謹察陰陽所在而調之,以平為期。」說人應該根據不同時節的陰陽狀況,使「內在運動」即臟腑、氣血、精氣的生理運動,與「外在運動」即腦力、體力和體育運動和諧一致,保持平衡。《素問·骨空論》:「調其陰陽,不足則補,有餘則瀉。」根據以上原則來調理身體,通過適當的飲食起居來養生,無論補或瀉,都應符合調整陰陽之法,以平為期去保健強身。

## 飲食不損脾胃為要

春分節氣前後的膳食,禁忌偏熱、偏寒,以不損脾胃為要,香港之春潮濕而多雨,宜適當食用助陽之品,以利化濕防潮。可多吃菠菜、春菊、韭菜、枸杞等,補而不熱的淮山、蓮子、芡實等更可多吃及常吃。

春分養生重在養肝，須疏肝解鬱，少吃辛辣、油炸、燒烤等熱氣之品，飲食宜清淡、多吃當令蔬果，方能滋養肝臟。

身體健康的人不主張大量進補。身體較為虛弱的人，此時可適量多食些海參、黨參。

春分後多做運動，能配合養生春日復甦之義，更利身體恢復元氣，應多舒展筋骨，有利疏理肝氣。

 ## 養肝防濕茶

【材料】佛手柑 15 克、素馨花 10 克、薏米 20 克、百合 20 克、枳殼 15 克、水 1500 毫升。

【煮法】全部材料加水以大火煮滾後改文火煮 35 分鐘，隔渣取茶即成。

【服法】每周 1 至 2 次。

【功效】疏理肝氣、調暢情志、改善腹脹、氣滯不舒及濕重等問題。

【宜忌】長期病患者、孕婦、有懷疑者，服前請諮詢醫師。

# ③ 立夏後補心 養出靚皮膚

立夏是夏季的第一個節氣，多為每年的5月5日或6日，到了立夏預示着氣溫會明顯升高，降雨量也會增多，植物生長茂盛，自然界各物欣欣向榮。中醫理論認為此期間最利心臟的生理活動，最適合在立夏後至夏至之間用來保養心氣及心血，也要多注意寧心安神，確保夏季的睡眠質素。

## 三大原則

悶熱的初夏掩至，加上天氣潮濕，皮膚容易出現瘙癢、泛紅及浮腫，臨床上很多本來病情穩定的濕疹患者，當初夏來到時，其濕疹會較易惡化或復發；本身濕重或痰濕重的人，此時也易出現面油多、皮膚角質層變厚、毛孔阻塞、頭皮油性分泌增多、毛囊炎症增多等問題。被以上問題困擾的人，治療方法不一，但以下的立夏補心養肌膚的原則卻是一致的。

1. 飲食宜清淡，應喝足夠的水，而喝水方法以小口慢飲，每

半小時、最多別超過一小時就要喝一次室溫水為宜，喝和暖水更好。即使天氣很熱也盡量別常喝冰水。

2. 穿着透氣、寬鬆、以天然物料製造的衣服，減少皮膚受刺激的機會，也可避免汗水阻塞皮膚毛孔，讓皮膚有適當的遮蓋及「唞氣」的機會，特別是濕疹患者的皮膚很易受外界因素影響而發病，所以即使天氣熱也應盡量穿着寬鬆又透氣的長袖衫及長褲，只要衣料夠薄及天然不「焗」身，剪裁不緊窄的就好，也不會比穿着短袖衫或短褲、短裙更熱。

3. 面部易紅、易過敏及長瘡或出疹者，外出時要避曬，不是塗抹了防曬霜就夠，應戴帽、撐傘，是避日曬，不是防曬，因為陽光會令以上的面部皮膚問題惡化，甚至形成色斑問題，所以「病發中」的皮膚最好別曬。

天氣熱令人心情易煩躁，流汗多，令人易疲倦和食慾下降，皆是由於夏日易使人心火過旺，導致情緒容易波動之故。在夏日活動較冬日更易消耗體力，增加汗量，特別是年老體弱者，因其本身的氣血易滯、血脈易阻，所以要特別注意「心」之維護，減少發怒，盡量保持心情平和，可以的話，適當午睡有助年老體弱者補養心氣及心血。

# 過汗傷心

立夏開始應重視「心靜和養」，切勿時常大汗淋漓，因為，流「汗」過多傷陽，汗乃心之液，過汗則傷心。夏季時人人都會較多汗，流汗後除了補充足夠水份之外，也宜適當養養心氣，心氣不足、心血少者，皮膚不會有漂亮的紅潤感及幼嫩感，所以除了食療外，更應謹記保持心情舒暢，避免過分緊張，才能內外配合，養出「靚膚」。

 補心養膚茶

【材料】五味子8克、玫瑰花蕾3朵、麥冬10粒（去芯）、太子參15克、水900毫升。

【煮法】除玫瑰花蕾外，全部材料加水以大火煮滾，滾後改文火煮30分鐘，熄火，加入玫瑰花蕾焗浸至水溫適合飲用時，隔渣取茶即可。

【服法】每周1至2次。

【功效】養心氣、益心血、潤膚養顏、生津解渴，適合夏日飲用。

【宜忌】可按個人口味加入少許蜂蜜或紅糖調味；氣虛重者可

用人參或黨參代替太子參；陰虛火旺者，可用花旗參
代替太子參。外感者不宜。

備註 孕婦、長期病患及如有懷疑者，服用前請諮詢中
醫師或醫護人員意見。

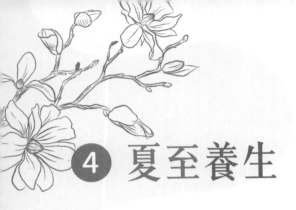

# ④ 夏至養生

夏至當日是北半球一年中白晝最長的一天，雖然如此，夏至卻不是一年中最熱的時候，因為，接近地表的熱量還在繼續積蓄中，還未達到最多的時候。真正的暑熱天氣是以夏至和立秋為基點計算的。大約在7月中旬到8月中旬，俗稱三伏天的一段日子。

在清代，夏至日是國家放假日，可見朝廷相當重視夏至日，《禮記》中也記載了自然界有關夏至節氣的明顯現象：「夏至到，鹿角解，蟬始鳴，半夏生，木槿榮。」說明一到夏至就可以開始割鹿角，蟬兒開始鳴叫，半夏、木槿兩種植物逐漸繁盛開花。夏至是陽氣最旺的時節，養生要順應夏季陽盛於外的特點，首要保護陽氣，着眼於一個「長」字。

《素問‧四氣調神大論》曰：「使志無怒，使華英成秀，使氣得泄，若所愛在外，此夏氣之應，養長之道也。」

# 心靜自然涼

意謂夏季要神清氣和、快樂歡暢、心胸寬闊、精神飽滿,如萬物生長需要陽光那樣,對外界事物保持濃厚的興趣,培養樂觀外向的性格,以利於氣機的通泄。與此相反,舉凡懈怠厭倦,惱怒憂鬱,則有礙氣機通跳,皆非所宜。嵇康《養生論》對炎炎夏季有其獨到之見,認為「夏季炎熱,更宜調息靜心,常如冰雪在心,炎熱亦於吾心少減,不可以熱為熱,更生熱矣」。簡單來說即是指「心靜自然涼」。

夏季炎熱,「暑易傷氣」,若汗泄太過,令人頭昏胸悶、心悸口渴、惡心甚至昏迷。宜用溫水洗澡,因為,溫水沖涼可使神經系統興奮性降低,令體表血管擴張,加快血液循環,降低肌肉張力,更快地消除疲勞。另外,夏日炎熱,腠理開泄,易受風寒濕邪侵襲,直接以冷水沖涼則更易令人着涼生病;睡眠時不宜直接吹風扇,更不宜夜晚露宿於室外。現代人習慣在炎熱的日子「涼」冷氣,但宜有節制,不要一天24小時都身處冷氣之中,應在早晚太陽不猛烈之時外出活動、舒展筋骨,讓身體「出一出」汗,這樣有利身體不會因為長時間涼冷氣而易生風濕。

汗出太過時切勿短時間內大量飲冰水,更不能立即沐浴,否則易引致寒濕痹證、黃汗等疾病。

夏時心火當令，《素問‧臟氣法時論》曰：「心主夏」，「心苦緩，急食酸以收之」，「心欲耎，急食鹹以緩之，用鹹補之，甘瀉之」。從陰陽學角度看，夏月伏陰在內，飲食不可過寒，雖熱但不宜過吃冷喝冰，飽腹受寒，定會寒傷脾胃，令人吐瀉，即是飽餐後再被冷氣之寒所襲，很易令人出現腸胃不適。古人所說的，與醫學統計所顯示的一樣，夏天是腸胃炎的好發季節。

夏季炎熱，人的消化功能相對較弱，因此，飲食宜清淡，也不可過食性質熱及溫燥之食物，以免損傷脾胃；宜以健脾祛濕的食物為主。

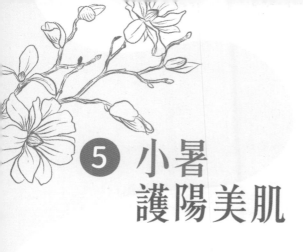

# 5 小暑
# 護陽美肌

小暑節氣是一年之中人體陽氣最旺盛的時候,想健康養生,此時要對應中醫的「春夏養陽」主張,以固護陽氣,祛暑卻熱為要務。我們必須要從小暑開始做好祛暑卻病的準備,天氣炎熱,會流汗多,對陽氣的消耗大增,加上夏日晝長夜短,人往往會睡得少了,戶外活動增多,所以體質不算壯健,平時陽氣不是很充沛的人,在休息減少,身體勞累的情況下,很容易就會生病,因此不能忽略夏日的身體養護。

春夏養陽,源於《黃帝內經 · 素問 · 四氣調神大論篇》:「春三月,此謂發陳,天地俱生,萬物以榮……」等四段話,後世很多中醫學者將「春夏養陽,秋冬養陰」中的陰陽,看成是人體處於秋冬環境之下的陰氣,和人體處於春夏環境之中的陽氣。人在春夏要培養人體適應春夏環境之陽氣的生理機能,以增強抗高溫抵受熱天的能力,年輕力壯者、專業或業餘運動愛好者宜「夏練三伏」,指的是在炎熱的三伏天中,加強個人體質方面的的鍛煉,以增強體質,提升運動表現。在

秋冬，則要培養人體適應秋冬環境之陰氣的生理機能，以增強身體禦寒抵冷的能力，因此，習武者及運動愛好者會「冬練三九」，透過大自然在秋冬的自然清氣與個人的鍛煉相互配合，以達至最佳的強身健體，除病防病的效果。春夏之陽氣是全年中最盛的，而人體又會在夏日較易消耗陽氣，所以人當配合天時去固護及修養身體的陽氣；反之，秋冬養陰之說，也是基於同一道理。

## 陰平陽秘

中醫把人體的陽氣細分為心陽、肝陽、脾陽、肺陽、腎陽，四時之中都可以保養人體陽氣，不是只限於春夏，只不過是在春夏自然界中陽氣自然最盛之時去養陽，就會收到事半功倍的效果。同樣，人體陰氣也可細分為心陰、肝陰、脾陰、肺陰、腎陰等，一年四季也都可以保養各種陰氣，不只局限在秋冬，秋冬養陰也會收到事半功倍的效果。人務求可以做到「陰平陽秘」這種最理想的健康境界。

小暑養生除了養陽氣之外，也要「養心」，夏日屬火，與心相應，汗為心之液，夏天汗出太多也會「傷心」，所以在食療上最好在祛暑之餘也保、補心氣，很多人都知道夏天要喝冬瓜湯來消暑化濕，不過，很多人不知道的是，只用祛濕料來煲冬瓜水，喝多了反而會影響陽氣，達不到春夏養陽的目的，所以平衡的祛暑化濕茶最適合小暑至大暑之間飲用。除了可

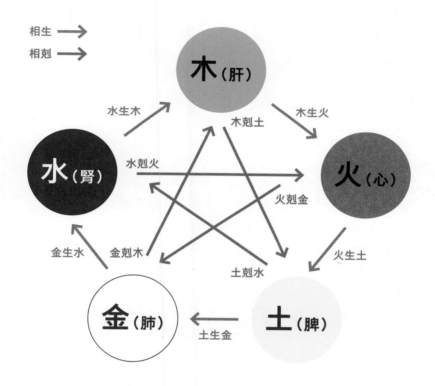

相生 ⟶
相尅 ⟶

水生木
木（肝）
木尅土
木生火
水（腎）
水尅火
火（心）
火尅金
金生水
金尅木
土尅水
火生土
金（肺）
土生金
土（脾）

以防病令人精神外，更加可以作為夏日美肌養膚的食療，體內的暑熱及水濕減少，而陽氣得到固護，也從而增加了皮膚的抗衰老能力。

# ⑥ 立秋後宜作的 秋之養生

理論上立秋之後就是秋季了，不過，香港所處之地理環境，即使在立秋之後，氣溫仍然是非常高的，一點涼意也沒有。需要避疫、抗疫之時，肺臟必須強壯，肺臟安，人體對外界病邪的抵抗力就自然強勁，中醫理論中「肺氣足，表則固」的意思是人體肺臟的功能好，人體表面那一層起着保護作用的無形之氣——衞氣就能鞏固。人體之表夠堅固，就如外城牆堅固一樣，不容易被外敵即致病源入侵，人就不那麼容易生病了。因此，立秋後，有以下的養生調攝原則要遵循：

### 1. 精神調養
盡量做到內心寧靜，神志安寧，心情舒暢，切忌悲憂傷感，以避肅殺之氣，同時還應收斂神氣，以適應秋天容平之氣。

### 2. 起居調養
立秋之時，應開始「早臥早起，早臥以順應陽氣之收斂；早起為使肺氣得以舒展，且防收斂之太過」。立秋乃初秋之季，

暑熱未盡，一早一晚，宜多加注意冷氣之溫度調節，否則易受涼感冒。

### 3. 飲食調養

《素問‧臟氣法時論》說：「肺主秋……肺收斂，急食酸以收之，用酸補之，辛瀉之。」可見酸味收斂肺氣，辛味發散瀉肺，秋天宜收不宜散，所以要盡量少吃葱、薑等辛味之品，適當多食酸味之品。秋時肺金當令，肺金太旺則克肝木，《金匱要略》云：「秋不食肺」之說。秋季燥氣當令，易傷津液，故飲食應以滋陰潤肺為宜。《飲膳正要》說：「秋氣燥，宜食麻以潤其燥，禁寒飲。」更有主張入秋宜食生地粥，以滋陰潤燥者。入秋之時，宜食芝麻、糯米、粳米、蜂蜜、枇杷、鳳梨、雪耳、百合等柔潤食物，以益胃生津。

### 4. 運動調養

人可根據自己的身體狀況多做適合自己的運動，或練《道藏玉軸經》所載的「秋季吐納健身法」。

【做法】晨起洗漱後，於室內閉目靜坐，先叩齒36次，再用舌在口中攪動，待口裏液滿，漱練幾遍，分三次咽下，並意送至丹田，稍停片刻，緩緩作腹式深呼吸。吸氣時，舌舔上，用鼻吸氣，用意送至丹田；再將氣慢慢從口中呼出，呼氣時要默念「哂」字，但不要出聲。如此反覆30次。秋季堅持此功，有保肺健身之功效。

**生地粥**

【材料】生地黃30克,雪耳一朵,米60克,紅糖少許,陳皮
一小塊,水適量。

【煮法】雪耳用水浸軟,去硬蒂及洗淨,撕成適口大小。全部
材料洗淨。全部材料(糖除外)加水以大火煮滾後,
改文火煮至米糜爛為度,取出生地黃棄去,加糖煮至
糖溶即成。

【功效】滋陰益胃,涼血生津。

【服法】每周1次。

假如你有以下病徵可多吃此粥:

1. 肺熱津傷,燥咳無痰,或咳痰帶血,虛勞咳嗽,包括慢性
支氣管炎和肺心病,咽喉乾燥,聲音嘶啞者。

2. 身體羸瘦,病後產後虛弱者。

3. 老年人、皮膚易乾燥、瘙癢者。

4. 癌症患者及放療、化療者。

5. 體弱便秘者。

6. 更年期前後常有潮熱者。

秋天常吃此粥，對陰虛引起的咽乾口渴、大便燥結等有很好的功效。雪耳含有多種氨基酸、維他命，素有「平民燕窩」之稱。經常吃雪耳，能令人的皮膚保持彈性，使皮下組織豐滿，預防皺紋，有助皮膚細嫩光滑，可以潤膚，並有祛除臉部黃褐斑、雀斑的功效。雪耳多糖是其最重要的營養成份，雪耳還含有蛋白質、脂肪和多種氨基酸、礦物質，其中脯氨酸含量最高，均對保肺護膚，滋陰潤燥，有很好的效用。

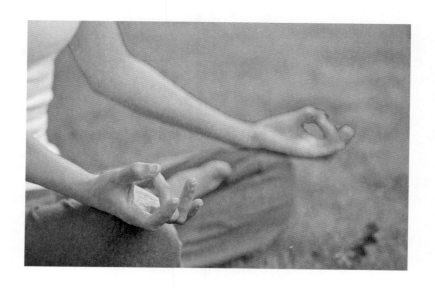

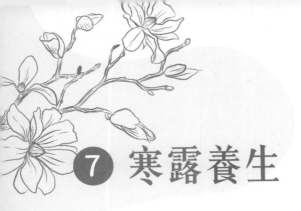

# ❼ 寒露養生

根據中醫理論，二十四節氣中的每一個節氣都有不同的養生重點，寒露後，熱與涼交替出現，有時涼些，有時又突然較為熱，兼夾大自然的一些特殊現象，如周邊有颱風，又會令本來已經較為涼快、在晚上不用開冷氣的稍涼氣溫，突然「復熱」，令人不開冷氣就睡得不好。周邊打「風」會令本地變得又乾又熱，一點風也沒有，令人非常難受，在這種天氣之下，應該要特別注意不要被燥邪侵襲，也要注意不要被「焗」傷風，因為有些人認為已經秋天了，不應該開冷氣，夾硬死忍，結果在又乾又熱的天氣之下，就得病了。

寒露在二十四節氣中排第十七，多在每年的 10 月 8 日至 9 日出現。史書記載「鬥指寒甲為寒露，斯時露寒而冷，將欲凝結，故名寒露」。乃是「露氣寒冷，將凝結也」。通常在寒露過後，氣候就會變得寒冷，香港地處嶺南，當然不寒也不冷，但是北海道這些北方地區其氣溫可以低至幾度了。在自然中的萬物會隨寒氣增長，逐漸蕭落。陰陽之氣亦開始轉變，陽氣漸

退，陰氣漸生，人體的生理活動也要適應自然界的變化，以確保體內的生理（陰陽）達至相對的平衡。

以下食療有助你適應應涼卻熱的氣候，可以潤肺、化燥、祛熱，令人少些煩熱，睡得好些。

 ## 三仁百合茶

【材料】酸棗仁(搗碎)、甜杏仁、柏子仁各15克，百合30克，大棗3枚，甘草10克，水1200毫升。

【煮法】全部材料加水煮滾後，改文火煮40分鐘，隔渣取茶即成。

【服法】隔日一次，見效可停。

【功效】助入睡，安神，解口渴，潤肺，潤腸，祛煩熱。基本適合所有體質無異常者飲用。

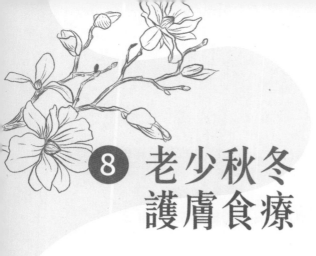

# ⑧ 老少秋冬
# 護膚食療

秋氣來、北風吹，一吹就帶走空氣中的濕氣，雖然令人感覺爽朗及舒適，但秋氣來的同時也一併將皮膚的「濕潤」也吹走。每當這種似暖還涼、風大又乾的時節，很多人的皮膚、頭髮、嘴唇也會隨之變得乾燥、枯槁，甚至脫皮和失去光澤，長者、小孩及素有皮膚疾患者，很容易在此時出現局部或全身痕癢等問題。除了需要及時為保養品換季外，根據天時去調整膳食也是很重要的。在香港，冬天不會很冷，但也是相對乾燥的季節，冬日的飲食調理原則當以「燥者潤之」為上。

## 祛風健脾胃

此時此刻，但凡可以滋潤皮膚、為人體保濕化燥的食療都合適的。當然食療也要根據體質作微調的，小朋友的皮膚幼嫩和較薄，容易流失水份，從中醫角度看，小孩發育未全，腠理（皮膚毛孔）疏鬆，易令外邪（燥）從外侵入體內，令

皮膚失去滋潤而變得乾燥、脫皮及痕癢。小孩是稚陰、稚陽之體，肝常有餘，脾常不足，所以食療除滋潤化燥之外，也應兼顧祛風及健脾胃，建議皮膚不好的小孩宜戒吃生冷，少吃煎炸的食物，早睡、且要睡足，別因功課多而犧牲睡眠時間，要喝充足水份，「銀耳甜杏仁淮山糊」適合皮膚易乾癢或過敏的小孩作秋冬的潤膚食療。

長者因為年紀大，中醫認為年齡大的人普遍都是陰常不足（體內的天然滋潤物質），導致皮膚天然油脂分泌減少，皮膚不論任何季節都會偏向乾燥，在秋冬的燥邪影響之下會更乾燥，特別用熱水沖涼後會更明顯，皮膚會因乾燥而變得痕癢、爆坼甚至龜裂，四肢是人體皮脂分泌天生較少的部位，所以很多長者時常在秋冬出現四肢痕癢、脫皮等情況。最佳的改善辦法是塗抹足夠滋潤的皮膚保養品，包括天然的油份，如茶花籽油、維他命E油、小麥胚芽油等；天然的乳液如透明質酸乳霜、乳木果霜、可可脂霜等。不要用太熱的水沖涼，不要吹風，宜多穿襪子。「玉竹黃精白芍熟地茶」適合長者在秋冬用來防身癢，潤澤肌膚。

 ## 玉竹黃精白芍熟地茶

【材料】玉竹、黃精各20克、熟地37克、白芍、防風各15克、
　　　　陳皮一小塊、水1500毫升、蜜糖少許。

【煮法】 1. 全部材料洗淨。

2. 全部材料（蜜糖）除外加水以大火煮滾後，改文火煮60分鐘，隔渣取茶即成。

3. 待茶溫降至攝氏50度以下時加入蜜糖調味即可飲用。

【服法】 宜每周1至2次。

【宜忌】 外感、咳嗽或對以上材料敏感者不宜。

 備註 長期病患者，服用前請諮詢中醫師或醫護人員意見。

 銀耳甜杏仁淮山糊

【材料】 銀耳37克、甜杏仁15克、淮山37克、陳皮一小塊、冰糖少許、水1200毫升、米37克。

【煮法】 1. 全部材料洗淨，銀耳去除硬蒂，撕成適當大小。

2. 用水浸泡甜杏仁、淮山及米1至2小時，連水放入攪拌機中打爛。

3. 全部材料（糖除外）加水以大火煮滾後，改文火煮 40分鐘成糊狀，邊煮邊攪拌，小心不要煮爛，加糖 煮至糖溶即成。

【服法】可作早餐或下午茶點服用，宜每周1至2次。

【宜忌】便秘、外感、咳嗽或對以上材料敏感者不宜。

# ⑨ 冬季養生特點

冬天宜進補但不能亂補，很多人會說「虛不受補」，其實這個觀點不是十分正確，筆者見得更多的是錯誤進補。冬天宜服滋補食品，但也要視乎體質進補才會收效。

## 重點在滋補

天氣寒冷之時，可以進食多些「暖身」食療，強健體質，不但可以減少生病，更加能夠延年益壽。冬季是萬物生機潛伏閉藏的季節，天寒地凍易傷及人體之陽氣，令寒邪入體，發而為病。因此，冬季養生重在滋補，冬季飲食養生的基本原則是要順應體內陽氣的潛藏，去斂陽護陰。宜多吃羊肉、黑豆、韭菜、桂圓、木耳、栗子、核桃、人參、水魚、北芪、冬蟲夏草、紅棗、茼蒿菜、熟何首烏、糯米、雞、鱔等食物。

冬季忌食寒涼食物，少吃柿子、生蘿蔔、生青瓜、西瓜、綠豆、涼粉、葛菜、芥菜等食物。同時，不要吃得過於油膩、

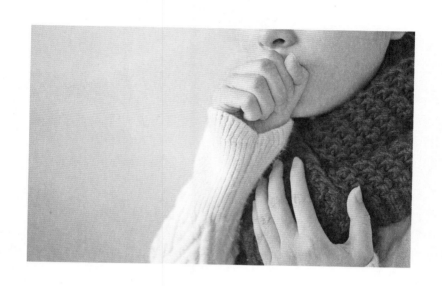

過飽，以免引起積滯，更不要飲酒禦寒，酒會令體表的毛細血管擴張，從而令體溫散失加快，禦寒不成反而易着涼。

## 重頭頸保暖

在寒冷的天氣下，不同體質的人有不同的怕冷表現，體質偏向寒性者，手腳特別容易冰冷，背脊經常感到寒冷。體質偏向熱性的人，一般都不很怕冷，冬天時較少出現手腳冰凍的情況。

另外，體質燥的人有時亦會感到手腳寒冷，但多數不會手腳

全部冰凍，多只會集中於腳趾、指尖覺得寒冷。

由於香港的寒冷天氣多數不會持續很長日子，很多時候是冷幾天、暖十天又冷一周，在這樣的天氣下，身體特別容易受病毒、細菌感染，很易生病，所以平常應多做運動、常飲暖水、穿適當衣服，都是防病的好方法。長者最好穿保暖襪睡覺，也別光着腳踩地板，應特別着重頭頸保暖，大風時一定要戴帽及頸巾，這樣做可以減少感冒。

　藥到病除

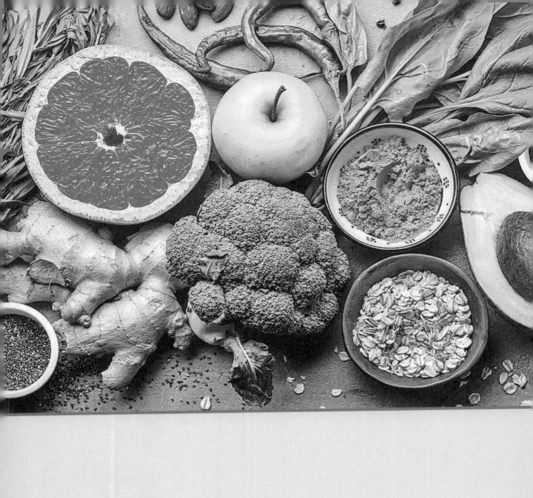

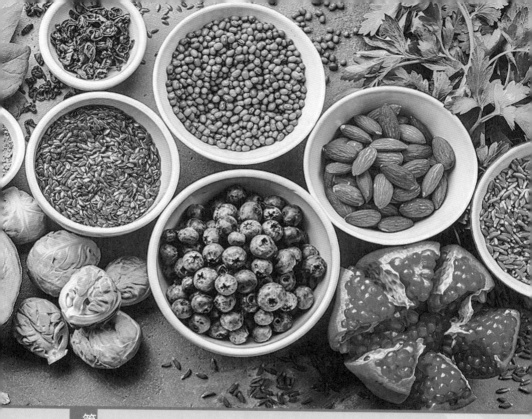

# 第五章

# 養生保健食材點評

中藥在中醫養生中扮演着重要的角色，部分既是藥物，同時又被歸類為食品的中藥，形成了「藥食同源」這傳統中醫與生活飲食融合的觀念。

食物和中藥在性質、用法和適用範圍上有所不同，食物的性質一般比較溫和，應用範圍也較廣泛，可作日常養生保健，或輔助藥物防治疾病之用。來看看本章介紹什麼常見的健康食材吧！

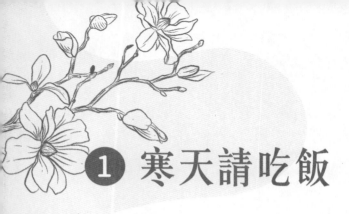

# ① 寒天請吃飯

《飲膳正要》曰:「冬氣寒,宜食黍以熱性治其寒。」即是叫人少食生冷之品,但也不宜多吃燥熱之物;在氣溫低、寒冷的日子,應適當地食多一些滋陰潛陽,熱量較高的食物。吃飯可以保暖,是有根據的,尤其是早餐吃米飯,對冬日養生非常有益,特別是素來陽虛、極之怕凍,體弱易病者,最好以米飯作為早餐,只要有飯吃,就毋須要吃藥。近年很多人因為怕胖,平素都不吃碳水化合物,尤其是怕吃飯,其實只要適量地吃米飯,不但不會令人發胖,更可減肥,即使你真的很怕「吃飯胖」,在天氣特別寒冷的幾天,請你多多少少都要吃些米飯,不然,難以「有效」禦寒。

米性平、味甘。具有和胃氣、補脾虛、壯筋骨、和五臟、健胃消食、補中益氣、健脾養胃、益精強志、通血脈、聰耳明目、止煩、止渴、止瀉等功效。米是五穀之首,其主要成份是碳水化合物,米飯中的蛋白質主要是米精蛋白,氨基酸的組成比較完全,人體極容易消化吸收。米飯也含有銅,銅是

人體不可缺少的微量元素，對血液、中樞神經和免疫系統，頭髮、皮膚和骨骼組織，以及腦、肝、心等器官的發育和功能非常重要。米飯也含鈣，缺鈣的人易精神疲勞體力易不足、易神經緊張。

因為米飯有補中益氣功效，所以可以改善膚色無光澤，欠紅潤，以及手腳冰冷等問題。米飯的健脾養胃功效，可以改善因脾氣虛弱，運化無力所致的脘腹脹滿，大便溏泄，食慾不振，肢倦乏力等症；更可中和胃酸，緩解胃痛。因為米飯含多種氨基酸和維他命，更可調節新陳代謝，有鎮靜安神的作用，更有助消除疲勞和止煩，從而幫助睡眠。澳洲悉尼大學的研究發現，米飯能促使大腦釋放兩種促睡眠的化學物質：色氨酸和血清素，因此讓人更容易入睡，這項結果發表在美國《臨床營養學雜誌》上。宋代才子蘇東坡，喜吃夜粥，曾說：「粥既快美，粥後一覺，妙不可言也。」可見古今中外，都認為米是有益而正氣之食物。

傳統上中國南方的人，以吃米飯為主，特別是嶺南之地，人們更是每天均吃飯的，因為，來源自水稻的米飯，最養脾胃，嶺南之地多濕，脾乃運化水濕之本，以米養脾胃，可以祛濕養氣血，益健康。可確保氣血之源，配合新鮮蔬菜，以及適當食材，禦寒作用更佳。冬天可較其他三季多吃些：牛肉、羊肉、烏雞、塘虱魚、黑豆、鹿肉；溫性的食材如：杞子、黨參、人參、北芪、紅棗、韭菜、茼蒿；養陰及滋陰的

食材也可按體質多吃，如海參、鮑魚、熟地黃、石斛、玉竹、沙參等，用以上食材來做餸，配合米飯，養生又健康。冬日冷天早上吃飯，晚上吃粥，健康又暖身。

# ② 人人都吃薑，<br>唔通個個都識薑？

幾乎家家戶戶的廚房中都有薑的存在，薑是尋常的食材，更是中藥，蒸魚少不了它，炒菜也會用它來起鑊，煲湯亦會加薑來調和各種食材之性味，煮粥更要加薑來祛風，沒有它，冬日暖身的蕃薯糖水及湯丸就欠缺了滋味。可以說是人人均有機會在膳食中接觸到薑，你到底有幾認識它？你吃對了薑嗎？

## 關於薑的冷／熱知識

生薑是多年生草本植物薑（Zingiber officinale）的新鮮根莖，薑的根莖（一般常在街市買到的薑）、栓皮（薑皮）、葉（薑葉）均可入藥。生薑在中醫藥學裏具有發散、止嘔、止咳、祛風等功效。中醫以生薑入藥已經有數千年歷史。漢朝張仲景在《傷寒雜病論》裏，已經有記載很多含有生薑的藥方，如治療陽虛的真武湯、祛寒的當歸生薑羊肉湯等等。南北朝時的波斯語sanka，是音譯自漢語生薑的，證明當時在伊朗也有食用

或應用生薑。李時珍曾描述生薑的作用：「薑辛而不葷，去邪辟惡，生啖熟食，醋、醬、料、鹽，蜜煎調和，無不宜之。可蔬可和，可果可藥。凡早行山，宜含一塊，不犯霧露清濕之氣及山嵐不正之氣。」有史籍記載，明朝萬曆初年明軍為鎮壓都掌蠻而購買「生薑十萬斤」作防暑藥用。鄭和下西洋也帶上生薑作為食用及藥材之用。

以下是一般醫書對生薑的記載：生薑性微溫，味辛，入肺、胃、脾經。

【功效】　發散風寒，溫中止嘔，溫肺止咳。生薑能解魚蟹毒，單用或配紫蘇同用，煮食魚蟹海鮮可加入生薑同煮，有散寒氣和解腥味的作用。《本草綱目》謂：「薑，生用發散，熟用和中」。《藥性論》謂：生薑「止嘔吐不下食」。《藥品化義》稱生薑「通竅利肺氣，寧咳嗽」。

薑雖然是有益而無毒的尋常食材，但要服用得宜才能取其益，避其害，以下是醫書上常見的服用宜忌事項：

陰虛內熱及實熱證忌用。《本草綱目》曰：「食薑久，積熱患目。凡病痔人多食兼酒，立發甚速。癰瘡人多食則生惡肉」。李時珍說長期服食生薑有損視力，並會誘發毒瘡併發。《本草經疏》又說：「久服損陰傷目，陰虛內熱，陰虛咳嗽吐血，表虛有熱汗出，自汗盜汗，臟毒下血，因熱嘔惡，火熱腹痛，

法韮忌之」，一再說明長期服用生薑對眼睛會造成損害。另外，「內熱陰虛，目赤喉患，血證、瘡痛，嘔瀉有火，暑熱時症，熱哮大喘，胎產瘀脹及時病後、痧痘後」均不宜服用生薑。也說明但凡熱病、熱氣之人也不宜多吃薑，患有惡瘡、濕瘡、暗瘡、各種皮疹者，也不要多吃薑。

薑也要細分，一般按採收的時序可分為子薑、粉薑和老薑，我們烹調時多數用的就是生薑；子薑是薑齡較短便收割的嫩薑；老薑則是生長期較長才採收的薑，相對較辣。而中醫入藥則分為生薑、薑皮、乾薑及炮薑。

薑的表皮愈多層，代表薑齡愈老。薑愈老，皮愈厚，味道愈辛辣，故此驅寒的能力較高，而老薑一般較熱氣，但祛風能力較佳，所以產後坐月時產婦吃的薑醋用老薑較合適。薑肉性熱，薑皮相對薑肉是略涼的，連着皮一起食用更能保持薑性之平衡。除非大量食用如煲薑醋，否則去皮與否分別不大。薑皮有利水、祛濕、行散之功效，與薑肉同入藥或入饌能相輔相成。

## 薑的種類與功效

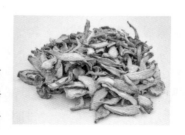

**薑皮：**能行水，可治皮膚水腫，有利尿消腫功效。現代科學實驗發現，不論生薑皮還是老薑皮對澱粉

消化酵素的促進作用都遠勝於薑汁或薑肉，所以薑皮也有利消化，棄之可惜，煲老火湯時放幾片連皮生薑，既可平衡食材之性，也有利消化吸收。

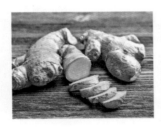

**嫩薑（子薑）：** 有文獻記載其屬性相對於薑肉略涼，可「養胃醒肺」，跟老薑的溫熱程度不同。

**生薑（粉薑）：** 即薑在幼嫩期不採收，任其肥大成長，直到外皮由黃白色轉為土黃色，此時口感最為細緻，即為粉薑，也稱為肉薑。溫性，可降低食物的寒涼性，具有「健胃益脾」的功效。

**老薑：** 肉薑不採收任其成長，到老化時才採收，稱為老薑。此時薑肉已纖維化，外皮乾皺呈灰土色。老薑辛辣，更為溫熱，具有暖胃、禦寒祛風、發表的功效。

**薑母：** 老薑不採收，留種至翌年，與生成的子薑一併挖出的，稱薑母。功效與老薑大多相同。

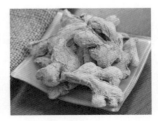

**乾薑：** 是老薑的曬乾後的成品，多用

來入藥。功效類同老薑，但耐放一點。

**炮薑：**是乾燥老薑根的炮製成品，炮製方法多以乾薑砂燙至鼓起，表面棕褐色，或炒炭至外表色黑，內呈棕褐色入藥。其性味歸經：苦、澀，溫。歸脾、肝經。

【功效】溫經止血，溫中止痛。用於虛寒性吐血、便血、崩漏等。

📋 **備註** 本品主入脾經，能溫經止血、對脾陽虛，脾不統血者，此為首選要藥。不宜自行服用，宜在中醫師指導下服用。

**薑葉：**具有治打傷瘀血，溫肺，心臟疾病，益肝，健脾，和胃，強筋，養顏護膚，通血，調經的功效。性辛，溫，無毒。現代很多護膚品也很常用薑葉的提取物以增效益。

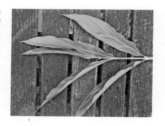

# ❸ 說豬肉

關於豬的故事，相信大家聽了不少，中醫對豬肉的看法又如何？，稱豬肉為中國的國肉，相信不會有很多人反對，中國人一般所說：「有肉吃嗎？」這肉自然指的就是豬肉。《紅樓夢》中王熙鳳說的：「沒吃過豬肉也見過豬跑」，可見豬是國人生活日常的必需品，古代會以能否天天吃得上肉去猜度人們生活之富與貧程度。

## 滋潤肌膚

中醫認為家豬的肉具有補腎滋陰、養血潤燥、益氣、消腫之功效。常用於體虛羸瘦、血燥津枯、燥咳、消渴、便秘、虛腫。豬肉味甘、鹹，性微寒；古醫書《本草備要》記載：「豬肉，其味雋永，食之潤腸胃，生精液，豐肌體，澤皮膚，固其所也。老人燥痰乾咳，更須喝豬肉湯以滋潤之。」《醫林纂要》又謂：「豬，甘鹹寒，滋潤肌膚，和柔筋骨，通利臟腑，滲達津液，水畜也。日用奉養耆老皆不可缺，老人缺澤枯澀，尤

賴肉食滋潤以為養。」

《隨息居飲食譜》云:「治津枯血奪,火灼燥渴,乾嗽便秘者,宜豬肉煮湯,去油飲之。」《衛生易簡方》述:「治乳汁少宜用豬蹄煮清汁,調入益元散連服三至五服,再以木梳梳乳周數回,乳汁自下。」

近來聞豬瘟者色變,筆者好奇翻翻古籍,了解古人如何以中醫藥去治豬瘟或家畜之瘟疫。據《溫熱暑疫全書·卷四·疫病方論·疫病論》記載:「春無愆陽,夏無伏陰,秋無淒風,冬無苦雨,乃謂重感於寒,變為瘟疫。又謂春時應暖而復大寒,夏時應大熱而反大涼,秋時應涼而反大熱,冬時應寒而反大溫,此非其時而有其氣……天時不利而引發疫症矣。」天氣反常,例如:秋時應涼反而大熱,冬時應寒反而大溫,那樣的時年最宜爆發瘟疫,豬瘟,豬死,有人又不拒接觸病殉,故疫病加之於人。說到治病,人與動物的治療,實有很多相似之處。

《驗方新編·卷十六·雜治·禽獸諸疾》記載:「治牛、羊、豬瘟以牙皂,細辛,川烏,草烏,雄黃,同燒灰研末,吹入病物之鼻中五、六分,即愈。」《本草綱目·草部·第十五卷·草之四·天名精》則記載了一味叫做「天名精」的藥物(菊科植物天名精的全草),李時珍曰:「天名精,並根苗而言也。地菘、松,皆也。其功大抵只是吐痰止血殺蟲解毒,故擂汁

服之能止痰癧治豬瘟病也。」可見古人大抵也是以中藥去治療
家畜，及以人畜同病同治之法去徹查解決問題。

## 有利防病

要防感染豬瘟，除了不接觸病豬外，也要令自身強壯，以下
的食療雖並不直接治療豬瘟，但也可以從去心、肝之火的方
向為身體打好基礎，減少染病。

 **清心淨肝飲**

【材料】桑葉、菊花、夏枯草各15克，黃芩、梔子、白芍各20
克，車前子10克、水1500毫升。

【煮法】材料加水以大火煮滾後改文火煮45分鐘，隔渣即成。

【服法】每周1-2次。

【功效】清瀉心、肝之火，柔肝卻熱。能減少人體內之火熱之
毒，有利防病。特別適合心煩氣躁、多眼膠、易眼乾
而紅、尿黃、口乾者服用。

【宜忌】體虛、體寒、孕婦及長期病患者、體弱者不宜。

# ④ 被深度誤會的當歸

很多中醫師也經常聽見病人說，很多西醫不贊成服用當歸，因為當歸中有激素，會令人生病及有不好的細胞長出，在產後或行經時服用當歸，會造成大出血或出血過多等，因此，很多病人都很抗拒服用當歸，即使是經註冊中醫師診斷後處方的藥方中有當歸也不願意服用，普通如四物湯，知名如八珍湯，其藥方中都是有當歸的。到底當歸是不是如此危險的藥材呢？

成書於明朝、由李時珍所著的《本草綱目》說：「當歸調血，為女人要藥，有思夫之意，故有當歸之名。」此外，當歸還有另一種意義，宋代陳承著的《本草別說》云：「使氣血各有所歸。恐當歸之名，必因此出也。」兩種說法均通，後者尤為貼切。

# 補血要藥

當歸歸肝、心、脾和大腸經，經過長期中醫臨床觀察，早被確定具有補血活血、調經止痛、潤腸通便等功效。清代《本草經百種錄》載：「當歸為血家必用之藥⋯⋯實為養血之要品。」入藥時中醫多有處方全歸、歸身、歸尾之分；當歸身長於補血、潤腸；當歸尾長於活血止痛。現代研究對當歸有新的認識。它含有揮發油、有機酸、氨基酸、維他命、微量元素等多種物質，能顯著促進機體的造血功能，提升紅細胞、白細胞和血紅蛋白含量；可抑制血小板凝聚、抗血栓、調節血脂；抗心肌缺血、心律失常、擴張血管、降低血壓；調節子宮平滑肌。還能增強免疫、抗炎、保肝、抗輻射、抗氧化和清除自由基等。

實驗研究證明，當歸能擴張外周血管、降低血管阻力、增加循環血液量等。當歸更可用於美顏養膚，近年來科學家對當歸進行了科學驗證，結果發現，當歸的水溶液抑制酪氨酸酶活性的功能很強，因而能抑制黑色素的形成，對治療黃褐斑、雀斑等色素性皮膚病效果良好，同時也發現具有抗衰老和駐顏作用。將當歸添加到護膚霜、祛斑膏中，再配合其他護膚成份，也起到改善皮膚粗糙、預防粉刺、改善黃褐斑、雀斑等功效。通過實驗觀察，並無發現副作用。當歸還可促進頭髮生長，將當歸的萃取成份配合護髮素、洗髮露等使用，能令頭髮保持柔軟光亮，易於梳理。

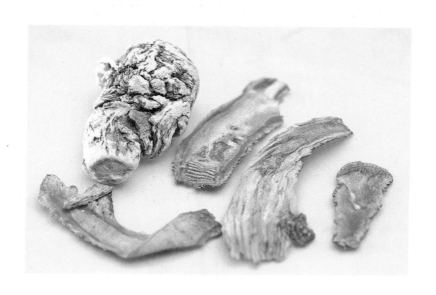

當歸是中醫的補血要藥，其最主要的功能是補血養血。其活血功能並非當歸之首要功效，補血才是。中醫所說的活血不是等於令人出血，故此，適當地服用當歸，即使是產後惡露未淨或行經時，也是不會令人「大出血」的。只要是經專業中藥師診治下處方的藥方，是可以放心服用當歸的。

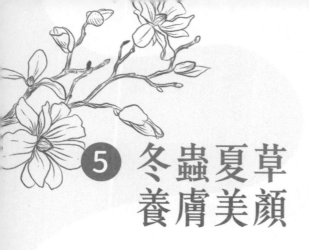

# ⑤ 冬蟲夏草
# 養膚美顏

大家都知道冬蟲夏草是名貴的養生保健藥材，中醫藥應用冬蟲夏草的歷史悠久，吳儀洛所著的《本草從新》中關於冬蟲夏草的記載：「冬蟲夏草四川嘉定府所產最佳，雲南、貴州所產者次之。冬在土中，身活如老蠶，有毛能動，至夏則毛出之，連身俱化為草。」又曰：「冬蟲夏草有保肺益腎，止血化痰，治咳嗽。」此後其他本草書籍均有收錄冬蟲夏草相關的記載。

冬蟲夏草味甘、性溫；但《本草從新》卻記述其味甘、性平。筆者對冬蟲夏草原藥材的應用經驗是視乎怎樣炮製其原藥材而定，如果是曬乾的藥材煎水喝或配搭不溫、不熱的材料去煮湯，其實冬蟲夏草是不大熱氣的；但如果將冬蟲夏草炕乾至脆、磨粉食用的話，就有機會令到其屬性在加工炮製之下變得較為溫熱了。應該使用哪種方法來服用冬蟲夏草，則要視乎個人的本身體質而定，假如你是素體虛寒，或向來都是陽虛的體質，你可以服用磨粉的冬蟲夏草，因為你的體質適

宜服用一些偏於溫、熱的食材，但即使如此，也只宜每天吃小量，補身養生的意義在於持之以恒，小量慢補才能既吸收又不會有反效果。如果是平時壓力大、夜睡、易怒，又或者是素體陰虛、偏熱者，則不宜服用經過炕乾至脆才磨粉的冬蟲夏草了，這類人士只宜用小量冬蟲夏草煎水喝，以每周1至2次為宜。

說了半天，到底冬蟲夏草有哪些補益作用呢？根據古籍記載，冬蟲夏草具有補虛損、益精氣、止咳化痰、治痰飲喘嗽、虛喘、癆嗽、咯血、自汗盜汗、陽痿遺精、腰膝痠痛、病後久虛不復等功效。《雲南中草藥》有述：「冬蟲夏草補肺，壯腎陽。治痰飲、喘咳。」

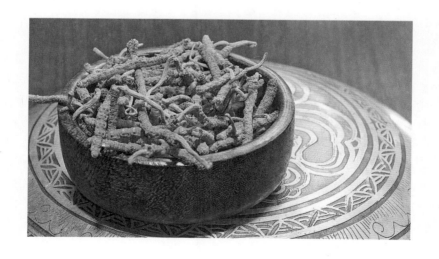

現代很多研究發現冬蟲夏草外用會有超卓的美容駐顏功效，冬蟲夏草可以雙向調節皮膚的免疫力，同時可以既養陰又補陽，這在中藥材中是很少有的，因此冬蟲夏草才這麼值錢，原因是它同時可以強壯補虛以及平衡陰陽，以調理體質為本去保持身體健康，減輕外界污染對皮膚的侵害，預防肌膚因為外來刺激而導致的疾患。單胺氧化酶之活性過高會造成人體衰老，冬蟲夏草可以抑制單胺氧化酶的活性，因此可以延緩衰老；冬蟲夏草可以淡化色斑，因為冬蟲夏草能明顯地提高有關性腺功能，從而減輕色斑之色素。

 ## 冬蟲夏草養顏面膜

【材料】以科學方法提取的冬蟲夏草提取物5克、透明質酸溶液30至40毫升、維他命E 2克、乳木果脂5克。

【製法】先隔水加熱透明質酸溶液，加入乳木果脂拌勻，加入維他命E拌勻，加入冬蟲夏草提取物拌溶即成。

【用法】敷在已經清潔的皮膚上，待20分鐘後，用棉花沾爽膚水抹走面膜即可。

【功效】保濕、抗皺、抗氧化、美白、益氣血、平衡皮膚的陰陽，改善膚色不均的問題。常用可延緩衰老，保持肌膚年輕水嫩。

# ⑥ 保顏值食材

每當有大時大節，外遊、外食、玩樂、聚會均會增多，外出吃飯多了、應酬多了，身體自然會受影響，體內積熱聚濕，又會影響皮膚質素。飲宴及聚會，好大機會需要化妝，皮膚質素好才妝容持久，皮膚質地佳即使不化「行」妝，你都會明艷照人，超群出眾。

以下食材只要吃對了，絕對可以幫你保顏值，令你即使素顏也會光彩奪目，靚盡全場。

## 細胞再生

**燕窩：**傳統中醫認為燕窩最適合患有虛損、氣喘、咯血、久咳、胃病的人用來治病同補身。燕窩的潤肺、健胃、滋養、補虛的功效非常顯著。現代有很多研究均發現燕窩對身體及皮膚各方面均有好處。燕窩中含有表皮生長因子，以及輔助細胞分裂的成份，都有助於刺激細胞的生長同繁殖，對人體

的組織生長、細胞再生具有正面的促進及輔助作用。因此，燕窩是很理想的內服養顏護膚養生食物，它是可以內服的護膚品。燕窩性平和，味甘淡，無論你體質忌寒涼抑或忌燥熱，其實都可以適當地服食燕窩。燕窩可以滋陰潤燥，由內而外去修護皮膚，幫助皮膚對抗及防禦各種外來的侵害。有很多常服燕窩的人，她們的皮膚均較「襟老」、白滑、細緻。中醫強調肺主皮毛，秋冬時候，天氣乾燥，而肺又最怕燥，食燕窩可以潤肺，亦即是可以潤膚，幫你保住「顏值」。

**紅棗：**性味甘，溫。具有補中益氣，養血安神，緩和藥性等功效。如果你有脾虛，易倦怠乏力的話，常服紅棗，除了可以補中益氣之外，更可駐顏養膚。紅棗其性不算燥熱，價格便宜，味道討好、也易於吸收、絕無毒性，適合常服。如果是血虛面色萎黃者，更可多吃紅棗來補血，令你皮膚及面色保持紅潤。

## 抗皺淡斑

**銀耳：**又名雪耳，在古代是名貴的營養滋補之品，又是扶正強壯的補藥。雪耳性平，味甘、淡、無毒。具有潤肺生津、滋陰養胃、益氣安神、強心健腦等作用。銀耳性平無毒，既有補脾開胃的功效，又有益氣清腸的作用，更能滋陰潤肺。銀耳可以維護人體免疫力，銀耳中含有豐富的蛋白質、維他命，所以銀耳有抗老去皺及緊膚的作用，常服還可以減淡雀

斑、黃褐斑等。如果皮膚容易乾燥、脫皮、過敏及起紅印者，常以雪耳入饌就可以幫助減少及預防以上問題。銀耳是內服美顏佳品，更可以用其配製外用的中藥面膜及面霜，內外夾擊之下，有助你保住靚樣，狂歡後也不會出現「殘樣」。

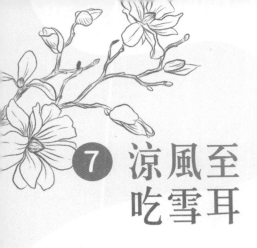

# ⑦ 涼風至 吃雪耳

古語有云:「立秋之後涼風至」,意味着立秋後天氣就會較前涼爽。我們身處的嶺南之地,現實是立秋了氣溫依然很高,只不過在太陽落山後及未天光前,會較之前稍為乾爽一些而已。立秋後的氣候特點是,由於盛夏餘熱未消,加上秋陽肆虐,所以仍然很炎熱,由到下一個節氣「處暑」之間,在民間素有「秋老虎」之稱,香港通常要到11月下旬,天氣才會真正涼爽。

## 最當令食品

儘管如此,立秋後就是入秋季的初始,中醫經典《素問·四氣調神大論》指出:「夫四時陰陽者,萬物之根本也,所以春夏養陽,秋冬養陰,以從其根。故與萬物沉浮於生長之門,逆其根則伐其本,壞其真矣。」以上道出古人對四時調攝之看法,告誡人們要順應四時來養生,也要知道春生、夏長、秋收、冬藏這些自然規律。想延年益壽,身體健康就要順應

之、遵循之。

立秋的氣候是由熱轉涼的交接節氣，也是陽氣漸收，陰氣漸長，由陽盛逐漸轉變為陰盛的時期，是萬物成熟收穫的季節，也是人體陰陽代謝出現陽消陰長的過渡時期。因此秋季養生，凡精神情志、飲食起居、運動鍛煉、皆以養收為原則，具體地講，秋內應於肺，肺在志為憂（悲），悲憂易傷肺，肺氣虛則機體對不良刺激的耐受性下降，易生悲憂之情緒，所以在進行自我調養時切不可背離這個自然規律。

立秋後氣候相對略為乾燥些，宜保肺護肺，潤肺化燥，雪耳就是當令食品之一。

雪耳又名銀耳、白木耳，是真菌類銀耳科銀耳屬植物（*Tremella fuciformis* Berk.）的子實體。雪耳性平，味甘、淡。具有滋陰、潤肺、養胃、生津、益氣、補腦、強心、強身壯體、美容嫩膚等功效，是價廉而又效用好的補益、養顏食材。

優質雪耳含有較多膠質，浸發後帶有韌度，摸上去柔軟而沒有滑溙溙的感覺，顏色不會雪般白，聞上去沒有刺鼻的氣味。被硫磺熏蒸過的雪耳聞起來會有酸味及色澤較白，硫磺屬水溶性毒素，可以經反覆浸泡清洗的方法去除。雪耳浸發時最好底根部向上，這樣才能浸透，浸軟後須去泥沙和硬蒂。

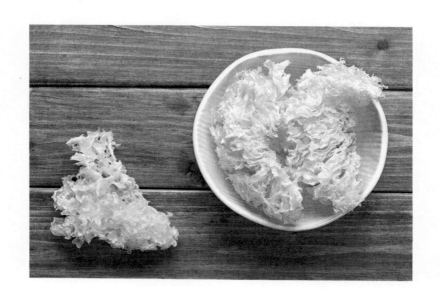

雪耳基本上人人都適合服用，但外感風寒時忌服。雪耳的維他命D含量豐富，能有效防止鈣的流失，對生長發育十分有益。含硒等微量元素能增強腫瘤患者對放療、化療的耐受力。雪耳的天然植物性膠質有滋陰作用，長期服用可以潤膚，並有祛除臉部黃褐斑、雀斑的功效。

 雪耳馬蹄洋薏米甜湯

【材料】乾雪耳37克、馬蹄600克、洋薏米74克、陳皮一小塊、冰糖19克、水約1800毫升。

【煮法】1. 雪耳用水浸軟，去硬蒂、洗淨，撕成適合大細。馬蹄去皮，洗淨，切成小塊。洋薏米洗淨，浸水20分鐘，水棄掉。陳皮用水浸軟，刮去內層白色物質。

2. 全部材料（冰糖除外）加水以大火煮滾後，改文火煮1小時左右，加冰糖煮至糖溶即成。

【服法】每周1至2次。

【宜忌】糖尿病者不宜。身體太過虛弱及極為陽虛者少食。

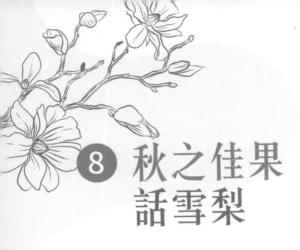

# 8 秋之佳果話雪梨

時節進入秋季，空氣中的濕度明顯減少，早晚也有少許涼意，體質偏熱者更會覺得咽乾喉涸，不是病但也不是舒服的感覺，這是秋燥來襲的表現。此時，最好吃梨。

《本草綱目》記載：「梨者，利也，其性下行流利。」梨味甘、性寒，具生津潤燥、清熱化痰、養血生肌之功效，特別適合秋天食用。藥用能治風熱、潤肺清燥、清心火、止咳消痰、降火、解毒、養血生肌等作用。對急性氣管炎和上呼吸道感染的患者出現的咽喉乾、癢、痛、音啞、痰稠、便秘、尿赤、祛痰均有良效。梨又有降低血壓和養陰清熱的效果，所以高血壓、肝炎、肝硬化病人常吃梨有好處。梨可以生吃，也可以熟吃，還可以煮湯和做甜品，是男女老幼皆宜的食療佳果，熱氣者可生吃，畏涼怕寒者可燉吃及煮老火湯。小孩在秋季常吃梨，可減少肺燥、肺熱，從而減少生病、咳嗽的機會。

# 吃梨禁忌

梨性偏寒助濕，多吃會傷脾胃，故脾胃虛寒、畏寒食者應少吃。雪梨性寒，一次不宜吃太多。尤其脾胃虛寒、腹部冷痛和血虛者，不可以多吃。血虛、畏寒、腹瀉、手腳冰冷者不宜多吃梨，要吃最好煮熟才吃，以防加重濕寒。梨的果酸較多，胃酸過多的人，不宜多食。梨有利尿作用，夜尿頻者，晚上別吃。梨的糖份稍高，糖尿病者要慎吃，每天不宜吃150克以上。梨不宜與鹼性藥同吃，如氨茶鹼、小蘇打等；也不應與螃蟹同吃，以防引起腹瀉。

梨肉功效多多，梨多汁美味、清甜有益。根據分析，梨的營養非常豐富，含有糖、蛋白質、脂肪、碳水化合物及多種維他命，是秋天的當令水果。梨肉還可製成梨乾、梨脯、梨膏，也可釀酒、造醋。梨肉具有生津、潤燥、清熱、化痰、解酒的作用；用於熱病傷陰或陰虛所致的乾咳、口渴、便秘等症，也可用於內熱所致的煩渴、咳喘、痰黃等疾。對付熱咳、痰熱驚狂、噎膈、口渴失音、眼赤腫痛、消化不良也有不錯療效。

梨汁可助消化、潤肺清心、消痰止咳、退熱、解毒瘡的功效，還有利尿、潤便的作用。

**梨皮：**具有清心、潤肺、降火、生津、滋腎、補陰功效。

**梨根、梨枝：**有潤肺、消痰清熱、解毒之功效。

**梨籽：**梨籽含有木質素，是一種不可完全溶解的纖維，能在腸中溶化，形成像膠質的薄膜，能在腸中與膽固醇結合而將之排出。梨籽含有豐富的硼，可以預防婦女骨質疏鬆，有助改善記憶力、專注力，心智敏銳度會提高，所以燉梨吃時不要去掉梨籽，能兼取其療效。

**梨葉：**搗汁服，能解菌毒。治小兒疝氣。煮汁服用，可治霍亂吐利不止、治風等。

**梨花：**不但美麗清香，更可食用，梨花泡茶有些許潤肺及清肺的療效。梨花有良好的去黑斑作用。梨花是重要的蜜源，花蜜很多，有特殊的香氣，梨花蜂蜜很滋養，能化痰止咳也能潤肺清熱，對便秘和上火熱盛，以及虛火旺均有良好紓緩作用。

**梨木：**木質細緻，軟硬度適中，是雕刻印章和製作高級家具的上佳原料。

 **梨花蜜三白祛斑面膜**

【材料】梨花蜜1至2湯匙、新鮮梨花10克（乾品3克），以下為科學提取的中藥提取物：白芍、白芷各2克、白蘞

藜1克。

【製法】將梨花搗爛，拌入花蜜中，分次加入所有草藥精華，拌勻即成。

【用法】直接將面膜敷於已清潔的皮膚上，在色斑位厚敷，20分鐘後用溫水清洗即可。每周敷2至3次。

【功效】美白、均勻膚色，淡化色斑，有效防止黑斑形成。持之以恒，效果顯著。全部材料均是天然、刺激性極少的，是一款適合平素皮膚過敏者使用的美白祛斑面膜。

【宜忌】對以上材料過敏或有懷疑者勿用。

# ⑨ 畏寒者要多吃的 兩種蔬菜

很多蔬菜即使不寒涼，也很少具有溫補或益陽的作用，以下是兩種不但不寒涼，而且暖胃、暖身、益陽助陽的蔬菜，最適合在冷天時食用。大家打邊爐時不妨加入以下兩種蔬菜，以取其令人溫暖的功效，怕冷、手足不溫的人尤其適合多吃，原來吃菜都可以暖身呢。

## 韭菜改善陽虛

### 1. 韭菜

韭菜，學名為 *Allium tuberosum* Rottl. ex Spreng.，英文名稱是 Chinese leek，Oriental garlic，Asian chives 等，是百合科植物韭的葉，又名草鐘乳、起陽草或壯陽草等。韭菜性溫、味辛，入胃、腎經。可補腎壯陽、健脾暖胃。主治腎陽虛弱、腰膝痠冷、陽痿早泄、小便頻數等，也可用於改善脾胃虛寒、噎嗝反胃、腹中冷痛、泄瀉或便秘等。

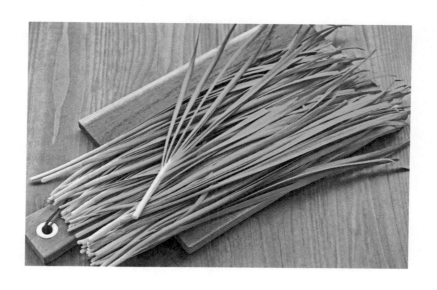

《分類草藥性》記載:「韭菜可治風熱,消食積,明目清昏,補遺精,止鼻血,清虛火,搽疿瘡,熏喉蟻癢。」《日華子本草》則載:「止泄精尿血,暖腰膝,除心腹痼冷、胸中痹冷、疝癖氣及腹痛等,食之肥白人。中風失音研汁服,心脾胃痛甚,生研服,蛇、犬咬並惡瘡,搗敷。」《本草綱目》記載:「正月葱,二月韭」,二月生長的韭菜最美味合時,正所謂不時不食,應趁二月韭菜當造之時,盡可能多吃,對身體補健最有益。

怕冷者冬天可多吃以韭菜入饌的菜式,除了可以改善畏寒及

陽虛的情況，更可治療腎陽虛弱、腰膝痠冷、小便頻數、男子陽痿早泄、遺精白濁、女子白帶增多、痛經漏下、小兒遺尿和脾胃虛寒而致的噎嗝反胃；對脾胃虛寒引起的腹瀉或便秘也有療效。

韭菜含有揮發油、硫化物、蛋白質、脂肪、糖類、維他命B，維他命C等。韭菜能增加體力和促進血液循環。常常手腳冰冷、下腹冷、腰痠或婦女月經遲來的人可以多吃；但是，常患扁桃腺炎、鼻蓄膿、鼻竇炎和中耳炎的人不能吃韭菜，因為，會令到症狀惡化或難癒。

韭菜雖然好處多多，但並非人人適宜多吃，即使適合，也不要盲目地吃，韭菜吃得太多易令人熱氣。《本草綱目》記載：「韭菜多食則神昏目暗，酒後尤忌。」

### 韭菜花

韭菜花也可以入饌，其食療功效大致與韭菜相同，其性溫，味辛辣；具有暖胃、壯陽、補腎的功效。在寒冷的季節，多吃一些韭菜花能暖胃部、暖

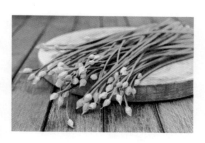

身、壯陽，畏寒及胃寒最適合。如果將韭菜花搗爛烘熱後塗抹，可治牛皮癬或過敏性皮炎、汗斑；若敷在跌打損傷或淤血積聚處，可改善血液循環，消腫止痛。韭菜花中含有大量

的硫化物，這種硫化物具有很強的殺菌和防腐作用，能抑制腸胃道中有害細菌的繁殖；硫化物在發揮殺菌整腸的作用同時，會刺激胃液分泌、可以增進食慾。

韭菜花含有豐富的纖維，能促進腸蠕動，而其所含的揮發油，對於降血脂有明顯的功效。韭菜花還含有水份、蛋白質、脂肪、糖類、灰份、礦物質鈣、磷、鐵，維他命A原、維他命B1及B2、維他命C和食物纖維等。韭菜花中豐富的維他命A原有助維持視紫質的正常效能，適合夜盲症，乾眼病的人多吃；也適宜皮膚粗糙，以及便秘的人食用。

### 韭黃

韭黃是在霜降之後把韭菜割掉，留下根頭做種苗，在完全避開日照下種植，使其不能產生葉綠素，所以全棵植物呈現淡黃色，纖維量也較少，相對韭菜，韭黃的口感軟嫩些、辛辣味也淡些。由於韭黃在完全避開日照之下種植，故其營養價值會比曬過太陽的韭菜、韭菜花少。

據醫學研究，韭黃的胡蘿蔔素、磷、鐵和鈣比例都比韭菜低。《得配本草》中更指出：「韭黃抑鬱不伸，食之傷人心氣。」中醫認為韭黃食後會容易導致氣滯，心氣虛者或肝氣不舒者

宜少食。韭黃的暖胃、暖身、壯陽功效不及韭菜及韭菜花。

大詩人杜甫著的《贈衛八處士》一詩句中：「夜雨剪春韭，新炊間黃粱。」杜甫在詩中所說的春韭，可以理解成韭黃。北方氣候與南方不同，古時在北方之地不是時時有韭黃賣，僅在春天韭菜發芽時才有；此乃真正的韭黃，不是用人工遮蓋避陽光之中種植出來的，所以滋味特好，也較為矜貴。北方人正月吃的春卷，最講究的便是以肉絲炒韭黃作餡。

### 韭菜籽

韭菜籽是韭菜的乾燥成熟種子，性溫，味微甘；具有補腎壯陽、養肝、固精等功效；中醫主要用之來治療肝陽虛虧、腎陽不足所致陽痿、腰膝冷痛以及腎虛不固所致滑精、遺尿、尿頻、帶下等疾。

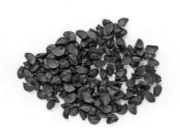

《本草綱目》記載韭菜子的功效為補肝腎、暖腰膝、助陽、固精；主要用來治療陽痿、早洩、遺精、遺尿、小便頻數、腰膝痠軟、冷痛、白帶過多等症的治療。

現代研究發現韭菜子入藥有補腎壯陽固精的功效，適用於早洩、遺精等。中醫稱韭菜為「壯陽草」，而韭菜子則有「天然偉哥」之稱。

## 2. 茴香菜

茴香菜又名香絲菜，學名為 *Foeniculum vulgare* Mill.，英文名稱是 Fennel，其嫩葉可以作蔬菜食用，中醫以茴香籽來入藥，藥用時稱之為茴香或小茴香。茴香菜的根、葉、全草也均可入藥。用小茴香來醃肉能除肉中臭肉味，使肉香突顯出來，故名「茴香」。北方人常用茴香菜來做餃子餡，發霉的茴香菜不能食用，陰虛火旺的人也不宜多吃，多食會傷陰、助長瘡疹。

中醫認為茴香甘溫、性辛；具有健胃、行氣的功效。茴香菜對胃寒痛、小腹冷痛、痛經、疝痛、睾丸鞘膜積液、血吸蟲病等有一定的療效。茴香葉中含有黃酮甙，果實含揮發油，具有行氣止痛、健胃散寒功效。茴香主要成份是茴香油，能刺激胃腸神經血管，促進消化液分泌，增加胃腸蠕動，有助緩解痙攣、減輕疼痛，對胃有益。

茴香籽是印度人常用的香料，印度餐廳會在結賬時盛着五顏六色小粒的包上彩色糖衣的茴香籽或天然茴香籽供客人咀嚼，以清除口氣和幫助消化；一般印度家庭習慣在飯後吃幾顆烤過的茴香籽。歐洲人習慣吃茴香菜，而以茴香籽作為草本食療之用，常以之來泡茶飲用，認為茴香籽茶有抗氧化、助消化、驅除腸胃脹氣之效。

近年很流行精油，茴香精油被認為可以改善肌膚鬆弛和毛孔

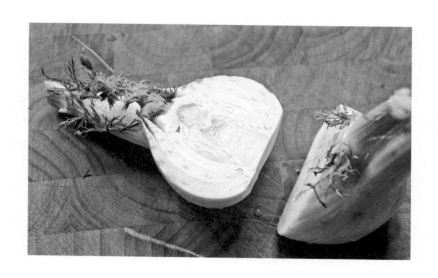

粗大的作用，也有去除細紋、保濕的功效，有助預防皺紋及橘皮組織的形成。外塗則有祛除脹氣，開胃，利胃，促排便；改善被蚊蟲叮咬引起的腫脹等功效。寒證型經痛的患者，在行經時以茴香精油來按摩下腹部，有助緩解經痛不適。過度使用茴香精油有可能引起不適，孕婦、兒童、癲癇患者應避免使用。

 韭菜粥

【材料】新鮮韭菜300克、米半杯、水2000毫升、鹽少許、陳皮一小塊。

【煮法】 1. 韭菜洗淨，切成吋許長段，備用。

2. 米洗乾淨，加入清水煮粥，當煮至米開花差不多成粥時，加入韭菜同煮，直至菜熟米爛為止，加鹽調味即成。

【服法】 最好作早餐或午餐的主糧，宜即日內服完，不宜隔夜吃。

【功效】 溫和地益陽暖腎、養脾胃、補腎氣，宜持之以恒地作食療服用，以改善形寒肢冷、手足不溫等情況。

【宜忌】 基本上適合所有人服用，但外感發熱時不宜。如對以上成份過敏者不宜。對上述食療有懷疑者，服前請諮詢你的中醫師。

 肉絲炒茴香菜

【材料】 茴香菜300克、瘦肉絲150克、油少許、鹽少許、葱一棵、薑絲1茶匙。醃肉料：生抽1茶匙、料酒、生粉各半茶匙、砂糖、麻油、胡椒各1/3茶匙、水2茶匙。

【煮法】 1. 先將醃肉料拌勻，醃肉絲1小時。

2. 茴香菜洗淨，取嫩葉，切成菜絲。

3. 葱去根，洗淨，切成吋許長段。

4. 先燒熱鑊，下油，再下薑、葱爆香，下肉絲兜炒至
   僅熟，盛起備用。

5. 下茴香菜以中火快炒3至5分鐘，下肉絲拌勻同炒
   至肉熟，下鹽調味即成。

【服法】天冷時可每周2至3次作菜餚食用。

【宜忌】陰虛火旺、外感熱病者、對以上成份過敏者不宜。對
上述食療有懷疑者，服前請諮詢你的中醫師。

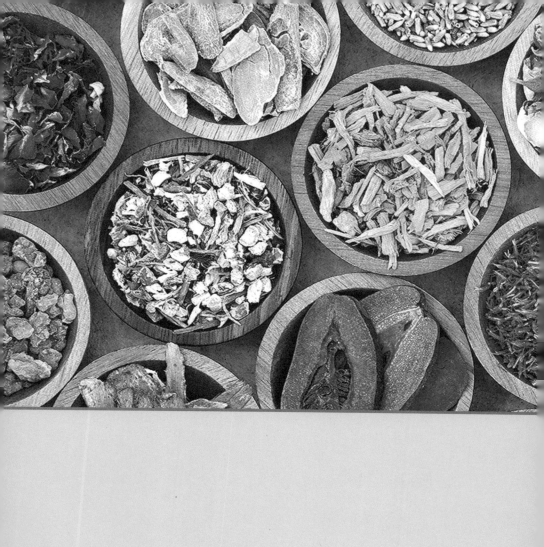

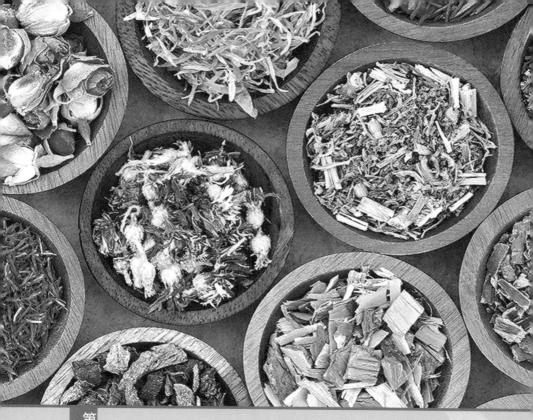

# 第六章 中藥的花花世界

「你今天打扮得花姿招展，實在是人比花嬌！」未知這樣的稱讚會不會讓你頓時覺得心花怒放？

花似是與女士特別投緣，相信很多女士都鍾愛種植花卉、出遊賞花，欣賞它們恬靜的美。

花的用途廣泛，除了可供觀賞，許多花還會被當作食材、香熏、天然着色劑、護膚品原材料，和應用在中醫治療和養生及其他層面上。芍藥、洛神、百合，鳳仙各有所長，還是其他艷麗的花朵才是你的最愛？

# ① 芍藥花
# 活顏又養膚

芍藥花是中國的古老名花，學名是 *Paeonia lactiflora* Pall.，英文名是 Common peony，是毛茛科（Paeoniaceae）芍藥屬（Paeonia）植物，又稱將離，首相在花，無骨的花等。芍藥花美、色多、味香，是很受歡迎的觀賞用花卉。明代李時珍《本草綱目‧卷十四‧草之三》中記述：「芍藥為花相。」中醫以芍藥的根入藥，是常用中藥。芍藥花不但漂亮且具有良好的藥用及養膚功效。

芍藥與牡丹的花形十分相似，常會產生混淆。尤其是它們的英文名字都叫 Peony，用英文來確定芍藥或牡丹時，通常用 Herbaceous peony 來指芍藥，以 Tree peony 來指牡丹。牡丹及芍藥是有分別的，芍藥是草本植物、葉子呈尖橢圓形，可長至 0.5 至 1.5 公尺高。牡丹是木本植物，葉子呈掌狀；可長至 1.5 至 3 公尺高。

芍藥在古代被視為愛情之花，古時，人們在離別時會互贈芍

藥花，以示惜別之情，所以，芍藥花，又叫將離或離草。芍藥花的花語是美麗動人、依依不捨、難捨難分。現代，芍藥花更被尊為七夕節的代表花卉。

傳說，牡丹、芍藥都不是凡花。某年人間出現瘟疫，花神為了救世人而盜取了王母娘娘的仙丹撒下人間，結果一些仙丹變成木本的牡丹，另一些則變成草本的芍藥，故此，芍藥之名帶有「藥」字。

宋代大文豪蘇軾所著關於芍藥的其中一首詩：

今日忽不樂，折盡園中花。
園中亦何有，芍藥裛殘葩。
久旱復遭雨，紛披亂泥沙。
不折亦安用，折去還可嗟。
棄擲亮未能，送與謫仙家。
還將一枝春，插向兩髻丫。

可見芍藥也是他喜愛的家花之一。

## 赤芍、白芍效用有別

根據國家標準藥典和大學教科書的規定，現今用以入藥的赤芍和白芍均為毛茛科植物芍藥的乾燥根部，但兩者的性味、

歸經、功能、主治是有分別的。同種植物卻有各不相同的效用，這也是芍藥的獨特之處。依據典籍記載，一般開赤花者為赤芍，開白花者為白芍。中醫處方時白芍、赤芍是不同的中藥，綜合各醫書經典，概括如下：「白補赤瀉，白收赤散，白寒赤溫，白入氣分，赤入血分。赤芍秉少陰厥陰之氣，白芍秉厥陰之氣。」

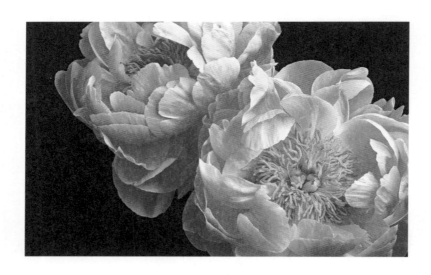

赤芍味苦，性微寒，歸肝經。具有清熱涼血、散瘀止痛的功效。多用於熱入營血、溫毒發斑、吐血衄血、目赤腫痛、肝鬱脅痛、經閉痛經、癥瘕腹痛、跌撲損傷、癰腫瘡瘍等疾。

白芍味苦、酸，性微寒，歸肝、脾經。具有養血調經、斂陰

止汗、柔肝止痛、平抑肝陽的功效。多用於血虛萎黃、月經不調、自汗、盜汗、脅痛、腹痛、四肢攣痛、頭痛眩暈等疾。

白芍的止痛功效很好，配伍得宜可治經痛，效果可媲美止痛藥。白芍治療陰虛發熱、自汗、盜汗、月經不調、帶下、崩漏等療效也極佳。白芍性寒，因此虛寒性腹痛、腹瀉者忌食；小兒出麻疹期間也忌食；服用中藥藜蘆者切記不要食用白芍。

## 滋陰祛斑護膚養顏

芍藥花本身的養血柔肝功效，可以令氣血充沛，從而令容顏紅潤，也能滋陰祛斑，外用具有護膚養顏、嫩膚淡斑等功效。現代研究發現芍藥花能調節女性內分泌，可以治療內分泌紊亂引起的雀斑、黃褐斑、暗瘡。芍藥花能促進新陳代謝，延緩皮膚衰老。

 **赤白芍活顏養膚精華露**

【材料】以下為科學提取的中藥提取物：赤、白芍各 2 克、人參 1 克、川芎 1 克；維他命原 B5 2 克、1% 透明質酸溶液 100 毫升。

【製法】將全部材料分次加入透明質酸溶液中拌勻，靜置數小時，待各提取物完全溶解後即可使用。

【用法】 每次潔面搽爽膚水後，輕柔地將精華露搽抹在面部及頸部皮膚上。

【功效】 滋潤肌膚，有助調和皮膚本身的陰陽狀況，增加皮膚的活力及細胞能量，淡化色斑及均勻膚色。

📋 備註 外用忌食。如對以上材料過敏者，請勿使用。

## ☕ 芍藥花護肝養膚活顏茶

【材料】 芍藥花3克、生地黃20克、大棗3枚、水800毫升。

【煮法】 全部材料加水以大火煮滾後，改文火煮30分鐘即成。

【服法】 每周1-2次。

【功效】 養肝明目、滋陰嫩膚、悅澤容顏。

📋 備註 療方謹供參考，體質特殊、對以上材料有懷疑者，服用前請諮詢中醫師。

# ② 洛神花
## 花中紅寶石

大家在超市或花茶舖都很容易買得到洛神花產品，它們通常是曬乾了的乾燥品，也有做成蜜餞的品種，有些則是煮成艷紅色的洛神花飲品，一般在店中找到的洛神花，其實是花瓣掉落後留下的花萼，並不是洛神花的花。洛神花（Roselle）又名玫瑰茄，是錦葵科木槿屬植物，洛神花花朵一般以淺黃及粉紅色為主，並非如市面上洛神花產品所見的紅寶石色，我們食用的是其花萼。

### 天然開胃藥

台灣農民習慣在每年5月開始種植洛神花，若5月播種，花期最盛是在每年9月底至10月初，洛神花花朵只會盛開一天便凋謝，早上含苞待放，中午至午後滿開，到了黃昏，花謝凋落，乃朝花夕拾的最佳演繹，留下的花萼繼續熟成，最終變成深紅色，像一枚枚紅寶石般懸掛在梢頭。花農採摘這些植物紅寶石後，多數會製成乾洛神花、洛神花原汁、洛神花果

醬、蜜餞等食品。

洛神花味酸、性寒,具有斂肺止咳、降血壓、解酒的功效;主要用來治療肺虛咳嗽、高血壓及醉酒等症。同時具有清熱解暑、利尿降壓、養顏消斑等功效。有些書籍記載洛神花種子具活血補血、增進鈣質吸收、促進消化等功效。現代研究發現洛神花含有原兒茶酸、異黃酮素,以及豐富的氨基酸、維他命等化學成份,能降低膽固醇、抑制低密度脂蛋白氧化、抑制血小板凝集、降低血栓形成、減少動脈粥狀硬化,以及可預防心血管疾病的發生。洛神花的花含有豐富的維他

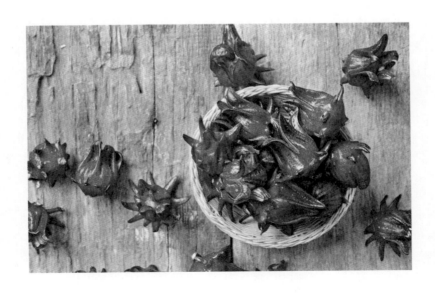

藥到病除

命C、β-胡蘿蔔素、維他命B1、B2等,可以促進新陳代謝及緩解身體疲倦。其花果含有豐富花青素、果膠、果酸等,是天然的食用色素及果醬原材料,營養豐富又天然。

洛神花因為味酸,所以容易胃痛、胃酸過多、胃潰瘍患者不宜多吃;洛神花性涼,體質弱及偏寒者也不宜多吃;因其有活血作用,女士行經時或懷孕期間應慎吃;洛神花有利尿及降血壓作用,腎病患者及血壓偏低者亦應慎吃。

另外,若衣服沾染了洛神花的汁液是很難完全洗甩的,所以食用或製作洛神花時要小心。洛神花含有果膠,具輕微的輕瀉作用,腸胃特別敏感,或很容易腹瀉的人要小心食用。

天氣炎熱多雨時,很多人會胃口變差,感覺似餓非餓,此時適合沖泡洛神花茶飲用,它是天然又好味的開胃藥,望着它美艷如紅寶石的顏色,未飲都可以稍消悶氣。

 **紅寶石駐顏明目早餐**

**花茶**

【材料】 乾洛神花萼10克、杞子4粒、陳皮絲數條、滾水適量。

【製法】 以上材料加滾水放入茶壺中,泡茶飲用,可按個人口味加入少許蜂蜜調味。

【服法】每日一次。外感或生病時不宜，孕婦不宜。

**乳酪**

【材料】原味低脂希臘乳酪（Low-Fat Greek Yogurt）30克、
　　　　洛神花果醬1湯匙。

【製法】將果醬加入乳酪中拌勻即可食用。

【服法】每周2-3次。糖尿病者不宜。

**水果**

【材料】洛神花蜜餞1湯匙、藍莓3湯匙、黑杞子5粒、車厘子
　　　　5粒、香蕉半條。

【製法】將全部生果洗淨，車厘子去核，香蕉切片；全部材料
　　　　拌勻即成。

【功效】以上的早餐食材均具有明目、美顏養膚及嫩肌的作
　　　　用。天然而低脂，更有助腸道健康，亦有輕微補血功
　　　　效，常服可改善面色暗啞不鮮。

【服法】每周2-3次。

【宜忌】胃病、懷孕、患出血性疾病者，對以上食材過敏者不宜。

# ③ 百合花 美麗有內涵

百合花，學名是 *Lilium* L.，英文名 Lily，是百合目百合科的一屬，為多年生草本球根植物，其屬內品種繁多，另有各種名稱如：強瞿、番韭、山丹、倒仙、重邁、中庭、摩羅、重箱、中逢花、百合蒜、大師傅蒜等。全球已發現至少96個品種，近年更有不少經過人工雜交而成的新品種。百合花是常見的觀賞花卉，品種繁多，花形漂亮，香氣芬芳，顏色多樣，形態各異。

## 雲裳仙子

百合屬的花及其花粉對貓來說是劇毒來的，即使攝入量很少，都會造成急性腎衰竭，養貓者不宜種植及擺插百合屬的植物花卉，其危險性極高，就算貓不舔食這些植物也有中毒的風險，其中白百合引起的症狀尤其明顯，其他百合屬和萱草（金針花）屬植物也會引起相同的症狀。

百合花除了含有蛋白質外，還含有脂肪、還原糖、澱粉質、鈣、磷、鐵，而且維他命的含量也很豐富，每100克的百合花含有1.443毫克維他命B和21.2毫克的維他命C。但是百合花不適宜放在臥室中，百合花的香氣會刺激人的神經系統，會影響睡眠，甚至令人失眠。

百合花有「雲裳仙子」之稱。其外表高雅純潔，天主教以白百合花作為聖母瑪利亞的象徵，梵蒂岡以百合花為國花。百合的種頭由鱗片抱合而成，中國自古以來視百合花為婚禮的吉祥花卉，取其「百年好合」之意，婚宴中的甜品多有百合（種頭，不是花朵），因為這是對新人有祝福之義的象徵。在日本，近代百合也象徵百合文化，是ACG（動漫、遊戲）和同人小說領域中的概念，是指女性之間的愛慕關係。在西方，百合也是喪禮中最常使用的花卉。

## 潤肺安神

一般用來食用的百合花是百合的花蕾。其性微寒平，味甘微苦。具有潤肺、清火、安神功效；可治咳嗽、眩暈、夜寐不安、天皰濕瘡等。中醫書《滇南本草》記載：「百合花除了止咳嗽外，更有利小便及安神寧心定志的作用。」《本草綱目》記載：「治小兒天皰濕瘡，可用百合花曬乾，研末，混菜籽油塗患處。」《本草正義》載：「百合之花，夜合朝開，以治肝火上浮，夜不成寐，甚有捷效，不僅取其夜合之義，蓋甘涼泄

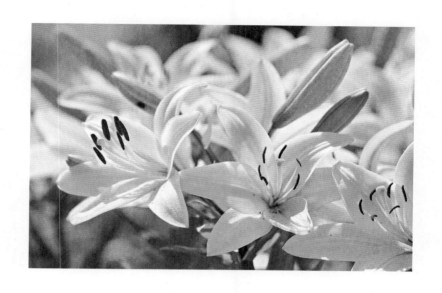

降，固有以靖浮陽而清虛火也。」可見中國古代已經懂得用百
合花來治病了。

中醫以曬乾的百合的球部鱗片來入藥，相對在處方中藥時較
少用到百合的花，坊間多以百合花來做花草茶飲用；新鮮的
百合球部鱗片，多用來入饌，烹調方式變化多端。

## 中藥百合

百合味甘，性微寒；具有養陰潤肺，清心安神之功效。常用

來治療陰虛燥咳，勞嗽咳血，虛煩驚悸，失眠多夢，精神恍惚等問題。現代發現百合含有秋水仙鹼（Colchicine）、多種生物鹼、蛋白質、脂肪、澱粉質、鈣、磷、鐵及維他命B1、B2、維他命C及胡蘿蔔素等物質，營養豐富，對病後體弱、神經衰弱等問題很有益處。

近年的研究發現，在手術或放療後若出現體虛乏力，乾咳痰少，身有虛熱，心悸失眠等症，可服食百合粥，取其潤肺清心之效，能改善以上不適。百合的食用方法多種多樣，可按喜好而定，蒸、煮，煲粥，製作糕點，煮糖水，鹹甜皆宜。但是患有風寒痰嗽，中寒、大便溏滑者，不宜食用百合。

 **百合素馨花蜜茶**

【材料】百合花3朵、素馨花5克、滾水適量、蜂蜜適量。

【煮法】加滾水入茶壺中，放入花材浸泡至水溫適宜入口時，加入蜂蜜調味即成。

【功效】養心安神，清熱潤肺，養顏抗衰，疏理肝氣，舒解鬱悶。有去心煩及改善情緒的作用。

【服法】每日一次。

**百合蓮子羹**

【材料】乾百合37克、蓮子肉50克、冰糖適量，陳皮一小塊，
水1800毫升。

【煮法】全部材料洗淨；以清水泡浸百合及蓮子1小時，水棄
掉；用清水浸軟陳皮，刮去內層白色物質；全部材料
（冰糖除外）加水以大火煮滾段，改中慢火煮1小時左
右直至蓮子軟腍，加入冰糖煮至糖溶即成。

【功效】是一款很正氣的糖水，具有潤肺、益腎、健脾、化
痰、補益的功效。幾乎人人適合服用。糖尿病患者可
用代糖代替冰糖。

【服法】每周2-3次。

備註　療方謹供參考。如對以上材料過敏者，請勿使用；
長期病患、如對以上材料有懷疑，服用前請諮詢
中醫師。

# ④ 鳳仙花
## 美甲又治病

鳳仙花又名指甲花、急性子、鳳仙透骨草，學名是*Impatiens balsamina* L.，英文名為Balsamine、Lady's slipper、Touch-me-not；是鳳仙花科（Balsaminaceae）鳳仙花屬（Impatiens）植物。其花、莖及種子均可入藥。花可活血消脹、治跌打損傷等。以花作外用可治鵝掌瘋、除狐臭、療癬症，對癰疽瘡毒、毒蛇咬傷、灰甲等也具療效。用其種子煎水外搽可治麻木痿痛，內服可活血通經、祛風除濕、活血止痛、解毒殺蟲，主治風濕肢體痿廢、腰脅疼痛、婦女閉腹痛、產後瘀血未盡、跌打損傷、骨折等。其莖可活血通經，可用於閉經、跌打損傷、瘀血腫痛、風濕性關節炎等。

中醫以鳳仙花的種子入藥，名為急性子，性溫、味微苦，有小毒；具有軟堅、消積之效，可治噎膈、骨鯁咽喉、腹部腫塊、閉經等。

# 抑菌抗過敏

在希臘神話中鳳仙花是由女神死後變成的，某日位於希臘山峰上的奧林匹斯宮殿舉行盛大宴會，貴賓紛紛送上禮物，有人送來10個罕見的金蘋果，眾神無不驚訝，但金蘋果被端上宴會桌時只有9個，找遍整座宮殿都找不到，諸神懷疑某女神偷走了一個金蘋果，不允許她辯白就將她逐出宮殿，該女神自此惆悵憔悴，她被趕出宮這個侮辱令她非常不甘心，臨死前許下心願，請求花之神將她變成鳳仙花。每當鳳仙花果實成熟了，無論何人觸碰之，其成熟的果實就會馬上裂開，急不及待讓人看清楚裏面以表清白，似是向世人宣告：「這果實裏沒有金蘋果。」因此鳳仙花又被稱為「急性子」。

鳳仙花的莖被稱為鳳仙透骨草，具有祛風濕、活血、止痛的功效，多用來治療風濕性關節痛、屈伸不利等疾。

現代研究發現鳳仙花的花及種子均具有抗過敏、抑菌、抗生育的作用。鳳仙花的鮮花汁，對紅色表皮癬菌、堇色毛癬菌及腹股溝表皮癬菌，專夫曼高爾夫表皮癬菌均有抑制作用。花的煎劑對金黃葡萄球菌、溶血性鏈球菌、綠膿桿菌、傷寒桿菌和痢疾也有不同的抑制作用。

不過讀者們一定要注意，全株鳳仙花都是孕婦忌服的。

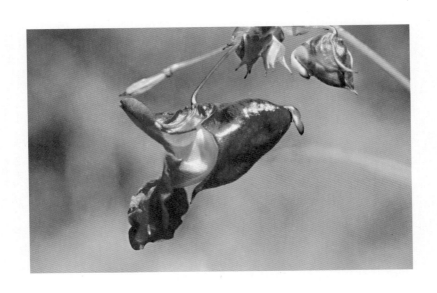

## 染髮染指甲

在印度、中東等地稱鳳仙花為Henna，中文叫海娜或海靈草，中東人很早就種植這種植物，用它本身帶有天然紅棕色素的汁液來染指甲、染髮及美容。傳說埃及妖后就是用指甲花來染頭髮的。印度盛行的身體彩繪，也是以鳳仙花作為染色材料的。另外，鳳仙花也有驅蛇作用，根據中國兩棲爬行動物專家介紹，大量在庭院種植鳳仙花能令蛇避走不入。

指甲花美甲：將新鮮花瓣或者葉子揉爛，敷在指甲上用保鮮

紙包裹指甲一小時或以上，可為指甲染紅色，雖然麻煩一
些，但天然無毒，勝過化學美甲油。

白鳳仙花治灰甲：將適量白鳳仙花搗碎加少許白醋，每日敷
在患處2小時。堅持至少半年，可明顯改善症狀。

# 5 芙蓉花
## 嬌艷美麗的氣息

普遍人都認同一個人是否身體健康、心情舒暢，可以透過其容顏上的氣息反映出來。誰不愛美？相信人人皆希望擁有白裏透紅、光滑明亮的皮膚吧，就好像芙蓉花於晝間盛放般的粉白而透紅，漂亮極了。

芙蓉花也稱作木芙蓉，是錦葵科植物木芙蓉的花，學名是 *Hibiscus mutabilis* L.，英文名為 Hibiscus 或 Dixie rosemallow。其花朵形態有單層花瓣和多層花瓣之別。芙蓉花又名拒霜花，花盛開於農曆 9 至 11 月，會在這個時節盛放的花種不多，而芙蓉卻於霜降時節傲霜綻放，大詩人白居易有詩云：「莫怕秋無伴愁物，水蓮花盡木蓮開。」所指的就是芙蓉花。蘇東坡以「喚作拒霜猶未稱，看來卻是最宜霜」來形容芙蓉花的特性。

## 花、葉皆具藥用價值

很多人都覺得芙蓉花嬌艷美麗，它的花色會一日三變，晨粉白、晝淺紅、暮深紅，就像美得有層次的仕女風姿一樣，會隨時光而展現不同芳華一樣。

它的葉也可作為藥用，叫芙蓉葉。

芙蓉花除了漂亮之外，它的花及葉均有藥用價值。明代醫家李時珍的《本草綱目》記載：「以芙蓉花葉治療癰、疽、腫毒、惡瘡，妙不可言。」多數醫書均有記載：「木芙蓉具有清熱解

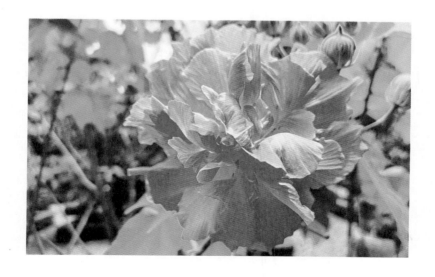

渴、幫助消化、利尿消水腫、養血活血、養顏美容、消除宿醉等功效。」

其實花與葉的治療功效是有所不同的，芙蓉花的清熱涼血、消腫排膿的療效較葉為佳，臨床上多用來治療熱癤、瘡癰、乳癰及肺熱咳嗽、肺癰等病症；因血熱引起的崩漏，常配合蓮蓬同用，效果不錯。

## 芙蓉葉多作外用

芙蓉葉一般多作外用，能消腫止痛，適用於熱癤、疔瘡、癰腫、水火燙傷等症。

一般的用法是將適量的鮮芙蓉葉洗淨，再搗爛作外敷。

 嫩膚芙蓉花茶

【材料】乾芙蓉花瓣10克、紅棗2枚（去核）、滾水適量、紅糖少許。

【煮法】紅棗肉剪碎，連同芙蓉花一同用泡茶紙袋裝好，加滾水浸泡，加糖調味，分次飲用。

【服法】每天一次。

【功效】涼血解毒，養血補虛，常服可養面色，令皮膚光滑紅潤。

【備註】療方基本上適合正常體質者服用。療方謹供參考。孕婦、長期病患、體質特殊及如對以上材料有懷疑者，服用前請諮詢中醫師。

## 玉露散（適合暗瘡皮膚敷用）

【材料】乾芙蓉葉25克、蜂蜜1至1.5湯匙、茶花籽油1茶匙。

【製法】將芙蓉葉研成細末，拌入已混合了茶花籽油的蜂蜜中，拌勻即成。

【用法】將玉露散敷在已經清潔的座瘡患部皮膚上，敷20分鐘，再以溫水洗淨即可。可每天敷1次。瘡腫而大者，可按情況每天敷2次。

【功效】消瘡化膿，涼血清熱，有改善座瘡發紅、爆發等功效。

【備註】療方謹供參考。如對以上材料過敏者，請勿使用；體質特殊、對以上材料有懷疑者，使用前請諮詢中醫師。

# ❻ 三種駐顏花

### 金銀花

金銀花又名忍冬、雙花，學名是 *Lonicera japonica* Thunb. ex Murray，英文名為 Honeysuckle，是忍冬科忍冬屬的長年生常綠灌木。金銀花是一常用中藥，味甘，性寒；具有清熱解毒、涼血、疏風散熱的作用。內服時主要用來治療瘡瘍腫毒、濕熱痢疾、風熱外感、咽喉腫痛、瘡瘍等。外用則可以治療多種皮膚疾患，如濕疹、濕瘡、膿腫等。金銀花之科學提取物，可以加入護膚保養品中使用，取其清熱、涼血、解毒的作用，在日常的皮膚保養程序中加入金銀花能有效預防各種因熱毒或血熱引致的皮膚毛病或瑕疵。金銀花也有潔淨肌膚的作用，將科學提取的金銀花提取物加入潔膚露或洗面膏中，可加強清潔效果，起到軟化皮膚及紓緩紅敏、皮疹等問題。加入清潔或消炎面膜中，可以加強面膜的清熱解毒功能，令其消炎、斂瘡、抗菌的效果更佳。

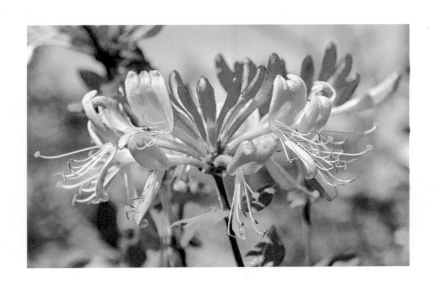

## 桂花美白淡斑

### 桂花

桂花又名木犀、九里香，學名是 Osmanthus fragrans Lour.，英文名為 Sweet olive 或 Sweet osmanthus。桂花性溫，味辛，歸肺、脾、腎經。具有化痰止咳、散瘀、消臭等功效。中醫常用桂花來治療痰飲喘咳、腸風血痢、牙痛、口臭等毛病；桂花也用於幫助生津、辟臭、紓緩牙痛。由於桂花性味辛溫所以以桂花入茶或浸酒，常少量地喝，起到暖腰膝、通血脈、除瘀血的作用。牙痛時，可以口含桂花止痛，口氣濃重

時可以桂花泡茶作漱口之用，效果甚佳。

古人很早就發現了桂花的食用價值，屈原著的《離騷》中有「援北斗兮酌桂漿」的詩句。《九歌》中又有「奠桂酒兮椒漿」的詩句。在唐、宋的典籍中有關桂花的記載就更多了。桂花的花香馥郁，可紓緩情緒及改善心情緊張，也有提神醒腦的功效。以桂花的科學提取物配合日常的護膚保養品一起使用，可提升美顏養膚的功效，對偏向陽虛體質屬性的人來說，多使用添加了桂花提取物的護膚保養品，其療效會更好，因桂花可以助陽而又不燥熱，能促進皮膚對護膚品的營養成份之

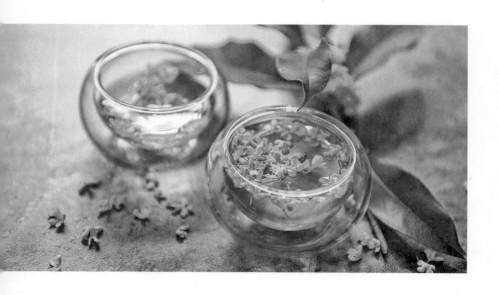

吸收，令皮膚細胞發揮更好的功能，這要視乎配合哪些護膚產品，例如在美白淡斑的面膜中加入桂花提取物，就可以增強美白及淡斑的作用。

**蠟梅花**

蠟梅花又名黃梅花、雪裹花、蠟花、金梅，學名是Chimonanthus praecox（Linn.）Link，英文名為Winter sweet。是蠟梅科蠟梅屬植物。中醫多以其花入藥，《救荒本草》記載：「蠟梅，多生南方，今北土亦有之。其樹枝條頗類李，其葉似桃葉而寬大，紋微粗，開淡黃花。」《本草綱目》記載：「蠟梅，此物本非梅類，因其與梅同時，香又相近，色似蜜蠟。」「蠟梅味甘、微苦、採花炸熟，水浸淘淨，油鹽調食，可解暑、生津。」所以以蠟梅入茶、入饌，均有食療功效。

## 蠟梅清瘡防疹

蠟梅味甘、辛，微苦，性涼，有小毒。可以作解毒清熱、理氣開鬱之用，也可用於去暑熱煩渴、治頭暈、胸悶脘痞、梅核氣、咽喉腫痛、百日咳、小兒麻疹、燙火傷等，對熱毒引起的瘡瘍療效很好。

筆者小時候遇上蚊叮、蟲咬，或皮膚長瘡、疹時，祖母喜以那年代很流行的蠟梅油來為我塗抹患處，是有一定效果的。

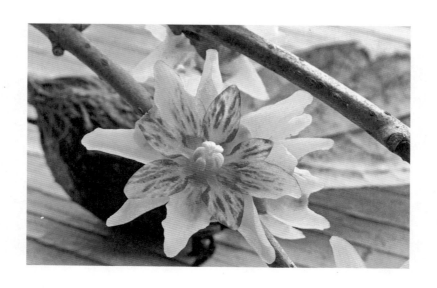

現在除了蠟梅油外還可以用科學提取的蠟梅提取物作外用，可以在日常的護膚保養品中直接加入蠟梅提取物，做法更簡易快捷，效果也更為顯著。這樣做可以利用蠟梅本身的涼血、清熱解毒功能，幫助療癒皮膚上的瘡疹，降低皮膚發炎的機會，也可以加強護膚效用，令皮膚光潔但不泛油光，幫助減少因面油過多而導致皮膚的自我清潔力下降的機會。蠟梅花外用能有效抗炎、清瘡、防紅疹。

# ⑦ 櫻花
## 食得到的芬芳

港人熱中於櫻花季節往日本賞櫻，就連本地的賞櫻熱點也擠滿惜花之眾，到底櫻花淒美之餘，又有沒有食用或醫療價值呢？

櫻花，學名是 Prunus subg. Cerasus，英文名為 Cherry blossom 或跟日文發音一樣的 Sakura。是薔薇科李屬櫻亞屬植物。日本人著的《櫻大鑒》記載櫻花原產於喜馬拉雅山脈，日本人栽種櫻花的歷史已經超過千多年了，奈良時代（710 至 794年），人們提起賞花，指的是梅花，要到平安時代（794 至 1192 年），櫻花才成為主流，於公元七世紀，持統天皇特別喜愛櫻花，多次到奈良的吉野山觀賞櫻花。日本歷史上的第一次賞櫻大會，據說是由九世紀嵯峨天皇主持的。花見源於平安時代在宮中舉行的櫻花宴，慶長三年（1598 年）3 月 15 日，豐臣秀吉在京都醍醐寺舉行的賞花會（醍醐の花見），以其豪侈華麗而名標史冊。當時，賞櫻只是在貴族及上層社會中流行，到了江戶時代（1603 至 1867 年）才普及於平民百姓中，形成傳統的民間風俗至今。賞櫻花的歷史悠久，日本視櫻花

為大和民族性的極至表現，俗語有云：「欲問大和魂，朝陽底下看山櫻。」日本人認為人生短暫，活着就要像櫻花般燦爛；死，也該繽紛驟然地離去。櫻花凋落時，乾脆果斷，很淒美瀟灑，所以櫻花的驟開縱逝，被認為是大和精神之寄寓。

因為櫻花寓意吉祥，在日本傳統婚宴中，會用開水沖泡醃漬櫻花，稱之「櫻湯或櫻茶」，是婚儀中的特色飲品。品種有很多，櫻花種類有三百多種，但並非每種櫻花都能食用，其中以八重櫻中的關山櫻，食味口感最佳，「八重櫻」指櫻花的花瓣，重疊的枚數，花瓣到五枚為止，取名為「一重櫻」。五枚到十枚之間，取為「半八重櫻」。十枚以上的便為「八重櫻」了。關山櫻被廣泛地用來製作櫻花茶和櫻花點心，挑花朵半開時即採摘，其時花香最為馥郁，製成食品後的花姿也最美。櫻花除了花之外，櫻葉也可食用的，其香氣更濃，只是香味與櫻之花略為不同。櫻葉雖是四季均有，但是只有在春天，櫻花季完的時候長出的櫻葉是最香的。

在古時中國，會以櫻花的樹皮和新鮮嫩葉入藥用。性辛，味平，歸肺經。主要用來治療咳嗽、肺熱、外感熱病；也具有止咳，平喘，宣肺、潤腸、解酒等功效。另外山櫻花之種仁，可用於麻疹不透，麻疹內陷等疾，通常用來幫助麻疹患者透疹，加快痊癒速度，或改善病情。櫻花含有豐富的天然維他命A、B、E，所含的櫻葉黃酮具有很好的收縮毛孔和平衡油脂的功效，強化皮膚黏膜細胞，養膚駐顏，是保青春之花。

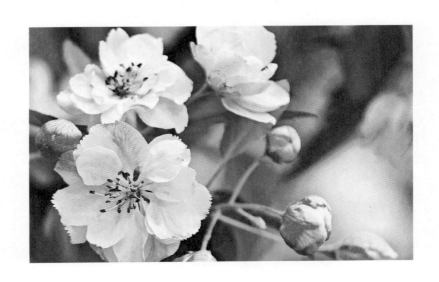

## 櫻花櫻葉茶

【材料】鹽漬櫻花3朵，鹽漬櫻葉2塊，蜂蜜半湯匙，水1000
毫升。

【煮法】用少許冷開水略為浸泡花與葉數分鐘，以減輕鹹味。
煮滾水後加入花、葉改中慢火煮5分鐘，熄火，蓋好
煲蓋直至水溫降至攝氏40度左右，加入蜂蜜調味即可
飲用。

【服法】每周1-2次。

當你去賞花時，帶上一壺香且甜的櫻花櫻葉茶，眼睛看靚花，鼻嗅櫻花之鮮香，嘴喝櫻之花葉蜜，享受看得見之芬芳，吃得到的香甜，不單用相機鏡頭留住美景，肚子也能飽嘗櫻之紛麗。各位定能盡情享受花見之樂。

# ⑧ 菊花 護顏又護髮

唐代《二十四詩品》之《典雅》詩云:「玉壺買春,賞雨茅屋,坐中佳士,左右修竹,白雲初晴,幽鳥相逐,眠琴綠蔭,上有飛瀑。落花無言,人淡如菊,書之歲華,其曰可讀。」詩中之人淡如菊,借菊的內斂和樸實來比喻性格恬淡、偏向平和、拒絕執着、不喜霸氣的人,指人心境及處世態度的多。佛家有謂六根清淨,道家主張清靜無為,也是指趨向平淡的生活態度,有利修為。人到底是歸於平淡的多,就如樸實淡定的菊花一樣。人淡如菊,也不是指淡得毫無性格、毫不要求,那是脫俗而韻致天然的一種從容和淡定。

菊花又名黃花、黃華、秋菊、陶菊、壽客,學名是Chrysanthemum morifolium Ramat.,英文名為Chrysanthemum,是菊科菊屬多年生草本植物。菊花是日本的國花,其花語是清淨、高潔、真情。菊花是世界各地常見又為人喜愛的觀賞花卉,品種繁多。

## 菊花可外敷內服

想常保青春，健康妍麗，心境當然是不可忽略的一環，所以活得人淡如菊，臉上的歲月痕跡也會少很多。賞菊要待秋天，但若善用菊花來康體、養膚卻是可以隨時用得着的，以菊花來入饌、泡茶，相信讀者們都很熟悉；以菊花來作護膚養顏療方，一如對應菊之恬淡卻暗香浮現，平實豐富而不膚淺的內涵，既養膚又養生，可外敷也可內服，讓肌膚平靜恒久地處於健康狀況。

中醫入藥以菊的花朵為主，菊花味辛、甘、苦，性微寒。歸

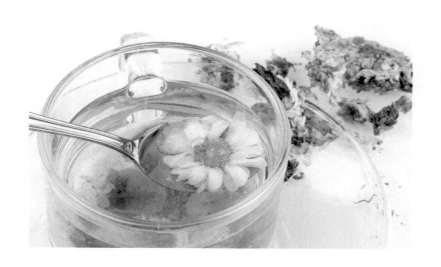

肺、肝經。具有疏散風熱、平肝明目、清熱解毒的功效。入藥時多用黃菊花（杭菊）來疏散風熱，而用白菊花（滁菊）來平肝明目時為多。現代研究發現菊花中含有豐富的香精油和菊色素，均能夠有效地抑制皮膚黑色素的產生，並能柔化表皮細胞，因此具有除皺防紋及保持皮膚白嫩的作用。

菊花所含的菊甙、胺基酸、黃酮類及多種維他命和微量元素，皆具有止痢、消炎、明目、降壓、降脂的作用。菊花配合其他藥材，更可用於治療濕熱黃疸、胃痛食少、水腫尿少等疾。菊花味淡而清香，花性也很平和，基本上適合正常人服用。對於時常熬夜、用眼過度、煙酒皆沾的人更為適合，可以時不時以黃菊、白菊同用來沖泡菊花水飲用，兼取其疏散風熱及平肝明目之功效，對護眼很有幫助，也可預防因熱氣而引起的皮膚乾枯、眼腫脹、便秘等問題。

 ## 菊花桑白洗顏露

【材料】 以下是科學提取的中藥提取物：菊花、桑白皮、黃芩各3克、枇杷葉2克，適合用來作自製護膚品的基底潔面凝膠100毫升。

【製法】 分次將以上的科學提取物拌入基底潔面凝膠中，輕輕拌勻，靜置一晚，待提取物完全溶解後，即可作日常潔面露使用。

【用法】取成品適量，在臉上輕輕打圈揉抹，以清水洗淨即可。

【功效】有助預防粉刺、痤瘡，改善皮膚之水油失衡狀況，減少皮膚因油脂的過度分泌而引起的毛孔閉塞問題。

 菊花護髮液

【材料】科學提取的中藥提取物：野菊花、菊花、旱蓮草、熟地黃各2克，茶花籽油10毫升、洋甘菊花水50毫升、透明質酸粉1克。

【製法】透明質酸粉以洋甘菊花水溶解後，加入茶花籽油搖勻；分次將提取物加入溶液中靜置一晚，待粉末完全溶解後，即可作日常護髮素使用。

【功效】常用可改善頭髮脫落、瘙癢、頭皮屑多等常見問題。

 備註　1. 用於長髮者以上為一次用量，而短髮者可作2-3次使用，視乎髮量多寡而定。

2. 如對以上材料過敏者，請勿使用；如對以上材料有懷疑者，使用前請諮詢中醫師。

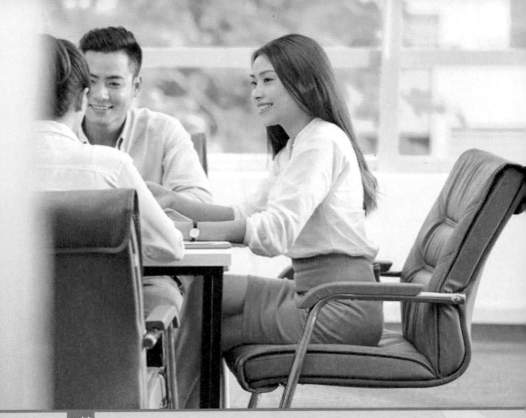

# 第七章 熟女的外修內養秘技

中醫典籍《黃帝內經》指出人體的五臟與五行有密切關係：肝屬木、心屬火、脾屬土、肺屬金、腎屬水。五行相鄰相生，相隔相剋相生，互為關連。中醫理論中，臟腑不只是指向人體體內的器官，而是五個生理系統，能反映出不同的生理和心理狀態。

女士自35歲（第五個七的生理循環）開始，身體機能便會慢慢開始衰退。要保持肌膚頭髮健康年輕，中醫認為應以調補五臟，維持體內陰陽平衡為主，再以局部護膚養髮為輔。讓你由內而外散發天然的健康好氣息。

# ① 陰陽平衡 保年輕

歲月一定會流逝，年齡增長了，但外貌及形體是否就一定會被人「一眼看穿」？要真正做到容顏不老，肌齡比實際年齡小，最王道的方法是由體質着手，先安內，後攘外，依體質來養膚，才是有效而持久的做法。你這樣做，不但可擁有健康的體質，更能夠留住自己的青春，活得好，老得慢一點也不難。

延年益壽一直是人所追求的目標，中醫經過數千年的實踐，已形成了一套獨特的抗衰老理論。中醫認為皮膚和容顏形體的衰老，都是伴隨整體之虛衰同步發生的，要青春常駐，就必須以調理身體為主，再以局部護養為輔。

有閱歷有內涵的熟女，在外觀上難免會有些歲月的「痕跡」，若不及時加以處理，這些「痕跡」很容易變成「瑕疵」；若把這些「瑕疵」視若無睹，隨着年齡增加，衰退的速度會加快。這是讓人看得見的衰老過程，以中醫的體質養膚秘訣來對付

這些「老」問題，是幫助大家齊保青春的好辦法。

## 維持陰陽平衡

中醫學中有關衰老的理論，均着重於臟腑和精氣神的作用，基本上可概括為「虛衰」和「實邪」兩大類。當精、氣、血、津液等維持生理活動的基礎物質，隨年歲增長而減弱時，就會形成虛衰。而當人進入衰退期，身體的新陳代謝就會緩慢，代謝物日漸囤積於體內，形成血瘀、痰濁、氣鬱等實邪，加速臟腑損耗，兩者皆會引致衰老。單單片面地注重外觀形體，很難真正做到延緩衰老；惟有盡量維持人的陰陽平

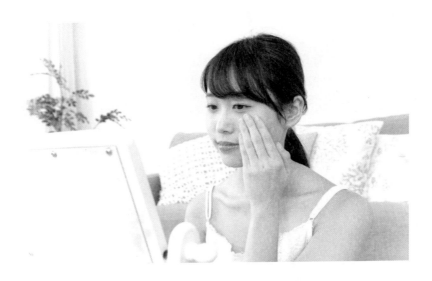

衡，內在機能協調、經絡通暢、臟腑功能正常運作，方是從根本延緩身體的衰退過程，外表才能常春不老。

黑眼圈是「老」問題，有了它你不但看上去較真實年齡老，更會讓你給人一種憔悴、欠精神的感覺。中醫認為黑眼圈的成因，乃腎氣虧損，使兩眼缺少精氣滋潤，令黑氣浮現於眼圈而形成「黑眼圈」。另外，眼周圍的皮下組織較為薄弱，而眼周的皮膚又易有色素沉澱，兩者結合之下，就會在眼窩極易顯露顏色的地方透現出來，這種黑眼圈的成因大多數同先天遺傳因素有關，也是較難對付的一種；此外還有些女性因為月經不調、子宮不夠健康，或睡眠問題、心情欠佳、情緒不歡等病理因素影響，均有機會引致黑眼圈；鼻竇炎患者及嚴重鼻敏感的人，也容易有黑眼圈的問題。

丹參日月魚湯有助改善及減少黑眼圈的形成。

 **丹參日月魚湯**

【材料】丹參15克、日月魚60克、生薑3片、紅棗10枚（去核）、鹽少許、瘦肉600克、清水2000毫升。

【煮法】瘦肉汆水片刻，切小塊。全部材料洗淨（鹽除外），加水以大火煮滾後改文火煮1.5小時，加鹽調味即成。

【功效】預防黑眼圈及眼袋。治療因脾虛、氣血不足而引致的面目浮腫、頭暈眼花、眼睛欠神彩等問題。

【服法】每周1-2次。

**備註** 材料性質平和，基本上適合所有健康人士服用。孕婦、長期病患及如有懷疑者，服用前請諮詢中醫師或醫護人員意見。

# ② 皮膚防風 抗衰老

令皮膚易於衰老的外在因素有很多，其中對熟女影響最大的是風及潮濕。春季多風、天氣變化較大，又很潮濕，注意要為皮膚「防風」，也要平衡人體內外「濕度」，提升皮膚對外界氣候變化的適應能力，減少皮膚因外界環境而出現的問題，另外，亦要加強人體內在的抗衡能力，以體質來養膚，從內而外，抗衰老，延展青春氣息。

## 皮膚防風

風在中醫學來說是自然界的清氣之一，適當的風對自然萬物的生長是很重要的，但微觀至人體呢？風就不是很好的東西了，風乃六邪之首，是很多疾病的致病因素，中醫常說「無風不作癢」；「諸風掉眩，皆屬於肝。」這裏的風是指六淫之風或內風，以及中風之風。內風的發病急驟，猝然昏厥，肌體抽搐角弓反張，四肢不遂、頭暈目眩，肢體動搖、震顫等現象。掉意謂振掉、動搖不定。眩的意思是眼黑、頭暈目眩。

而對皮膚來說，引致不適或傷害皮膚的是外風，身體外面的風，最常見的是吹風後皮膚發癢、吹風後出風疹，以及吹風後皮膚紅或腫；長期受風的人，其皮膚多數蒼老得較快，較易起皺紋，較易長乾紋，較為粗糙，這都是因為長時間受風的侵害所致。

在大風的時候，除了不要立於當風處吹風外，也應以食療為身體祛風，以防內風為禍，到時內外夾擊，皮膚就會變得脆弱及變差了。治風必須疏肝，肝的功能調達，則內風自止。

## 濕邪為患

華南地區潮濕的日子居多，濕是自然界的清氣之一，但加諸人體呢，往往就是百病之本，中醫很重視化濕，人體若濕邪為患，輕則精神不爽，身體倦怠，重則纏綿難癒，發為惡疾。很多人都十分重視皮膚的保濕及補濕，濕潤而水份充足的皮膚才嬌嫩柔滑，不過，身體一旦不懂得只把「濕」留在皮膚，而是濕留於人體內的話，不單止皮膚不美，人還會顯老，最明顯的就是皮膚鬆弛，面目浮腫，因為濕滯肌表，令皮膚看上去不夠緊致，眉梢眼角之處會顯得下墜及浮腫，人便顯老及憔悴。為身體及時祛濕及防濕，是保持肌膚堅挺細緻的最有效之道。

**疏肝養肝茶飲**

【材料】防風15克、素馨花15克、玫瑰花蕾3朵、南棗肉2
枚、鬱金10克、青皮10克，水1500毫升。

【煮法】以上材料洗淨，加水浸泡15分鐘，以大火煮滾後，改
文火煮25分鐘，隔渣取茶即成。

【服法】可隔天服一次，孕婦服前宜先諮詢中醫師。

【功效】疏肝、理氣，袪風、解鬱，柔肝、養肝，常服可令人
心情平和，面色紅潤。

# ❸ 健脾祛濕
# 不春睏

如果你不想被人一眼看穿年齡而拚命塗脂抹粉，那樣只會加速皮膚的老化，日久有可能連化妝都不能幫你隱惡揚善了，到時候就要靠喬裝才能夠「見得人」。不想變成這樣的話，除了根據體質去養膚駐顏外，也必須跟着節氣去養生悅容。

香港往往在驚蟄開始就進入初春的潮濕及多霧的氣候，這時候的健體養膚之要務是「防濕」。中醫認為濕氣過量會導致人體生病，中醫將引致人生病或不適的濕氣稱之為「濕邪」。濕為陰邪，好傷人體的陽氣，因其性重濁黏滯，故易阻遏氣機，由濕邪所引致的毛病通常纏綿難癒，這是濕邪之病理特徵。春天也是多風的季節，當陽氣被濕邪所傷時，在身體表面用來護衛人體的衞氣也會受壓，未能好好發揮保護人體的作用，身體因而易於被風邪所傷，造成風濕夾雜，侵犯肌膚，甚至關節及經脈，輕則引起淺表的皮膚問題，諸如：搔癢、風疹、皮疹及濕疹等；重則會形成風濕痺證、關節屈伸不利等一般人稱為風濕痛症等問題。若不及時處理或沒有好

好治療的話，上述的毛病，有可能會反覆發作，不易完全被療癒。

## 脾性喜燥惡濕

中醫認為人體的脾臟是處理濕的主要器官，脾最容易被濕所損，因脾天生喜燥而惡濕，一旦脾陽為濕邪所遏，則可能導致脾氣不能有效運化，脾的正常化濕能力受損，意即未能及時把人體內多餘之濕祛除出體外，日久就會造成內濕；當外濕多，即大自然界中的濕氣盛時，在內外夾擊之下，人就會出現更多疾病，最常見的包括：脘腹脹滿，食慾不振，大便稀溏，四肢不溫等。脾功能欠佳到一定程度時，就會令脾氣之升降失調，隨之而來就是水液滯留於肌表及體內，水腫就是這樣形成的，眼肚也是因此而致的。皮膚鬆浮、彈性差也是因脾虛濕聚而來的，脾虛生濕也會令面容及面部氣息不鮮妍及沒有神采。總之人體內的濕邪一多，人就很易衰老及顯得欠缺神彩。

中醫所說的春睏，是因為春季天氣較為潮濕，當濕氣進入人體後，若脾運化濕的能力不足，則容易出現濕困脾胃，令整個脾胃的運作失常。當濕在人體內積聚至一定程度時，人就容易疲勞、乏力，甚至出現頭暈和昏昏沉沉、嗜睡等一系列春睏的症狀，就如詩云：「春眠不覺曉」一樣。春季乃肝當令之時，宜減少食酸性食物，否則會使肝氣過旺，反而傷及

脾胃。可以多食一些性平、味甘的食物，如蜂蜜、黃豆、淮山、薏米、茯苓、菠菜、紅蘿蔔、蘋果、粟米等。多服用健脾化濕的食物及湯水，再配合可以為皮膚防濕、防風的科學提取中藥提取物作外用，一定可以幫助皮膚安然度過濕氣處處的日子，保持肌膚的年輕，不怕「老化」。

# ④ 強三臟腑消浮腫

回南天是惱人的天氣，除了牆會「流淚」、地會「出水」外，你的身體也會易水腫或面目浮腫。如何減少面目浮腫、四肢睏重及周身劼墜等問題？ 首先要袪走身體中的「水濕」。

潮濕霧重的日子即是外濕很重之時，這時即使是健康的人也容易疲倦及精神不振；若本身就是脾虛者，其體內本來就是濕氣重的，回南天之時就會覺得特別辛苦，在中醫的觀點，這是外濕兼夾內濕，合湊之下令人的健康受損所致。不說疾病方面的問題，但女士最關心的「瘦身」及美顏呢，你不會不關心吧？養膚駐顏的一大忌就是，只顧表面的保養護理，而忘了內在的調護，體質跟皮膚之間的關係密不可分，要美肌，需要在「面子」下功夫，也要為「裏子」打好根基。

## 回南天消浮腫

體內濕氣一旦與外界之濕氣裏外相合，就會在你的肌膚中纏

綿下去，更有機會因應各人體內本身的特質，與個人固有的體內「垃圾」糾纏不清，破壞你的健康，傷害你的肌膚。肌膚在陰雨連綿，霧重潮濕的季節，很易因濕濁阻遏了人的天然養膚物質「清陽」，不能正常濡養肌膚，這是因為清陽賴以行走的氣機被濕所礙而致的；濕重除了令皮膚鬆浮脹腫之外，更會令肌膚的彈性變差，令皮膚表面的光澤減退，皮膚會變得暗沉乏神彩。如果素來就是濕重的人，在回南天更會時常會覺得頭重昏沉、提不起勁、很想睡覺、四肢重困無力，大便也會變得黏糊且排得不清爽，甚至一些潛伏的皮膚痼疾諸如濕疹、風癩、痤瘡、過敏等均會趁春日風仍多，回南天濕霧濃之時發難，令搔癢加重，皮疹增多，瘡膿嚴重。熟女最怕的肌膚鬆弛，皮膚彈性欠佳，也就隨之而來。

要有效去浮腫，就要強壯肺、脾、腎三臟，中醫的觀點是人體之水液代謝是透過肺的通調水道、脾的運化轉輸和腎的溫化蒸動等生理功能協調之下來完成。現在你知道要靠那些臟幫你消腫去浮，堅實肌膚了，但應吃些什麼來保護肺、脾、腎的正常功能呢？以下的食療就是一個適合熟女常吃，有效地助你把肌膚之中的水濕化掉，改善面目浮腫，令你保持神采、看上去年輕明艷。

 茯苓紅豆茶

【材料】茯苓、防風各 20 克、紅豆 25 克、炙北芪、炒白朮各

15克、陳皮、甘草各10克、大棗2枚、水1500毫升。

【煮法】全部材料洗淨，加水以大火煮滾後，改文火煮40分鐘，隔渣取茶即成。

【功效】益氣固表，健脾化濕，利水消腫但又不傷陰，養胃和中。能有效改善因表虛、脾虛而引致的身體問題，改善面目浮腫及肌膚鬆弛等問題。

【服法】每周1至2次。

備註　孕婦、長期病患及體質特殊者，服用前請諮詢中醫師。

# ⑤ 強健體內「化濕器」

春天潮濕、大霧又時熱時涼，很多女士的皮膚會出現浮腫或者缺乏光澤，皮之不華，肌之不實，皆跟脾有着密切關係。脾是人體的內置「化濕器」，若脾的運化水濕功能欠佳，日久，體內的濕自然就會積聚而造成身體的各種問題，在皮膚上最容易出現的就是面目看上去較為浮腫，皮色不鮮，由於脾主肌肉，脾虛者的肌膚也很易有鬆弛情況，皮膚的彈性也與脾的健康有關。

## 養膚先補脾化濕

初春駐顏悅容，首要是補脾養膚。以下食物均有補脾、健脾、化濕的功效，不妨在回南的春天多吃以保健康，更有助養出緊致好皮膚。這些食物包括：淮山、雲苓、白朮、茨實、薏米、蓮子、土茯苓、赤小豆、小米、大棗等，可以用來煲湯、煮餸、煎茶，味道討好，基本上適合所有人食用。

補脾，令脾的運化好，要維持脾的功能，就要注意以下事項：

1. 戒生冷凍飲，常吃魚生或沙律也屬於嗜吃生冷，應適可而止。

2. 生果吃前要從雪櫃取出，待至不太冰凍才進食。

3. 勿空腹喝冷水，尤其是早上起床後，未進食前最好喝暖水。

4. 一日三餐之中，最好有一餐是吃米飯的，特別是脾胃皆虛者，一定要有「米」氣才是養胃健脾之道。

5. 進食時要細嚼慢嚥，這才是保護後天之本——脾的最佳養生之道。

6. 不宜過飢、過飽，每餐最好定時進食，食宜八分飽便止，可以保脾養胃，也是長壽之道。

7. 食前勿動怒，食時宜安靜心神，食後宜散步，除有助消化之外，也是令脾胃本身的功能發揮得更好的做法。

8. 時常喝清補涼湯，配肉、配魚來煮皆宜，也可以用之來煲糖水，配雪耳最好，一次過起到健脾化濕、養膚的功效。

9. 便溏者，即大便時常稀爛者，脾氣多虛，除健脾外也要補氣，黨參就是最佳選擇，另外，也可用炒扁豆煮湯，可改善便溏情況。

10. 便秘者，除了腸熱之外，也與脾有關，脾主升，胃主降，排便是脾胃的升降功能之一，胃主要負責降濁，即是將被脾吸收了水穀精微之後的渣滓下降至腸，通過排便功能排出體外，所以便秘者，除了辨證醫治外，養胃、補胃也是改善便秘的有效做法。小米陳皮大棗粥，雖不是瀉藥，但常服對於改善胃弱是很有效的，長遠而言亦能改善便秘。

## 四穴位改善浮腫

脾虛而易面目浮腫者，多按以下穴位，有助改善虛浮，重拾緊致的面部輪廓。

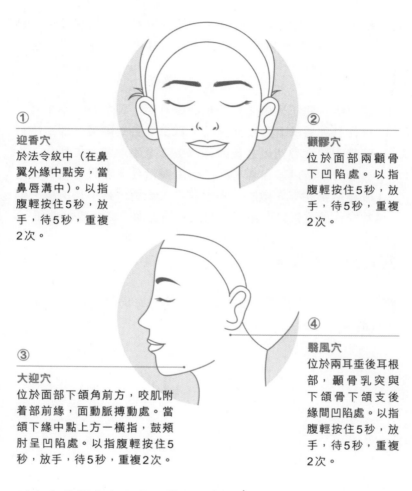

① **迎香穴**
於法令紋中（在鼻翼外緣中點旁，當鼻唇溝中）。以指腹輕按住5秒，放手，待5秒，重複2次。

② **顴髎穴**
位於面部兩顴骨下凹陷處。以指腹輕按住5秒，放手，待5秒，重複2次。

③ **大迎穴**
位於面部下頜角前方，咬肌附着部前緣，面動脈搏動處。當頜下緣中點上方一橫指，鼓頰肘呈凹陷處。以指腹輕按住5秒，放手，待5秒，重複2次。

④ **翳風穴**
位於兩耳垂後耳根部，顳骨乳突與下頜骨下頜支後緣間凹陷處。以指腹輕按住5秒，放手，待5秒，重複2次。

以上穴位順序由迎香、顴髎、大迎、翳風而按，早晚一次，效果更佳。

# ⑥ 敷抹出<br>美白肌膚

中醫素來主張內外兼顧才是長遠養膚美肌的王道。想擁有白淨細滑的皮膚，又想享受艷陽之樂，你可以這樣做，不怕被曬出色斑或曬傷之餘，又可由內而外去修護皮膚因為紫外線而導致的破壞。

多吃煮熟的番茄，因為茄紅素是最佳的內服美白元素，而且番茄不寒不熱，多吃只有益沒有害。避免在炎夏多吃及外塗光敏的食物及護膚保養品，如含檸檬、橘類水果成份的外用護膚品。塗了維他命C、A及含有以上成份的護膚品後要避免日曬。

## 血氣旺盛嫩膚白肌

要皮膚嫩白，先要有良好的氣血基礎，氣血旺盛才能令皮膚保持嫩白，防止色斑，氣血充盈是延緩衰老之根源。中年以後可以多吃黑豆、桑寄生、南棗、雪耳、生地、石斛、紅菜

頭、番茄、大豆芽、櫻桃、藍莓、淮山、蓮子、玉竹等，可以助你保持血氣旺盛、循序漸進通暢脈絡、嫩膚淡斑。另外，自製以下的美白面膜，勤敷抹可養出白淨無瑕膚。

 ## 天然美白保濕面膜

【材料】科學提取的白芷提取物3克、科學提取的白茯苓提取物3克、珍珠末5克、科學提取的白丁香提取物2克、透明質酸溶液30至40毫升。

【製法】隨水加熱透明質酸溶液，分次小量加入各種提取物，攪拌至完全溶解即成。

【用法】將面膜敷在已清潔的皮膚上，20分鐘後以溫水抹走面膜即成。每日一次，眼部皮膚也適用。

 備註　如對以上材料過敏者，請勿使用。

【功效】保濕、淨白、防斑，均勻膚色。

 ## 防斑嫩膚露

【材料】水份面霜100克、科學提取的白芍提取物3克、科學提取的麥冬提取物3克、科學提取的川芎提取物2克。

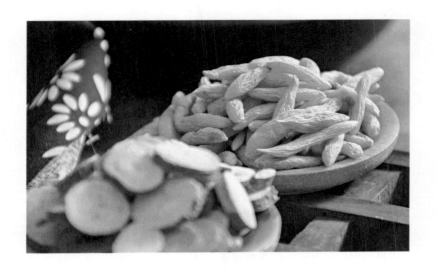

【製法】隔水加熱水份面霜，分次逐少加入各種提取物，攪拌
　　　　至完全溶解即成。

【用法】將製成品塗抹在已經清潔的皮膚上，輕輕按摩直至完
　　　　全吸收。每日兩次，然後使用保濕面霜。

【功效】美白、嫩膚、改善皮膚的自我修護能力。麥冬中的多
　　　　糖可防止皮膚細胞老化。

**番茄白茅根豆腐白膚湯**

【材料】 番茄3至4個、大豆芽60克、青瓜1至2條、白茅根15
克、豆腐2磚、薑2片、水2000毫升、鹽少許、紅糖
少許。

【煮法】 全部材料洗淨，番茄切塊，青瓜切塊，用煎茶用紙袋
好白茅根。加水、薑、番茄、青瓜及茅根以大火煮滾
後，改文火煮30分鐘，加大豆芽及豆腐煮20至30分
鐘，加鹽及糖調味，即成。

【功效】 美白輕清內熱，涼血及有養膚美顏作用。適合初夏時
濕濕熱熱，翳悶的天時服用。

【服法】 每周1至2次。

# ⑦ 告別頭油
# 頭髮乾

夏天天氣熱，排汗多了，頭髮看上去感覺「油泗泗」的，自然就會用清潔力強些、控油效果好些的洗髮露清潔頭髮；不過，這又會令頭髮出現乾燥的問題，怎樣去處理這個矛盾問題呢？首先要了解為什麼頭皮油脂分泌會增多及其原理。

夏天流汗增多，天氣炎熱自然令頭皮的油脂分泌增加，如果你沒有因應天氣轉變而更改頭髮護理用品，慣用的洗髮水的清潔能力就會變得弱了，清潔不足，頭皮表面堆積的油脂就會一日一日增加，堵塞髮囊口，情況嚴重時就會出現頭皮痕癢、脫髮增多、頭皮屑增加等問題。當出現以上情況時，最好轉用重點清潔頭皮油脂及潔淨毛囊的頭髮護理用品，要先將積聚在頭皮上及堵塞着髮囊開口的污物清除掉，之後才決定用何種方法去改善掉髮問題。

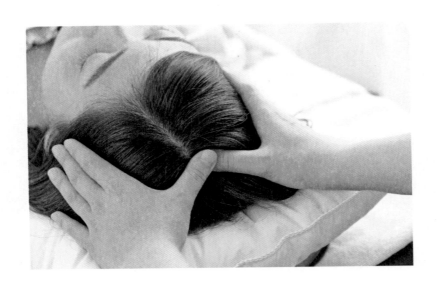

## 濕熱肝火盛

中醫認為頭油多、頭皮屑多，與濕熱、肝火旺盛、肺經風熱等有關，因此飲食上應避免進食煎炸、辛辣、油膩、肥膩、生冷等食物；平素壓力大的人應該想辦法減壓，也應戒煙酒，宜早睡早起，避免濕熱內蘊，減少肝火，避免造成頭油分泌增加、頭皮屑增多等問題。

頭髮乾的成因很多時與因夏天皮膚油脂多而過度清潔頭皮有關，例如有些人是早晚各洗一次頭的，如果這些人選用的潔

淨產品清潔效力很強，洗頭水溫又過高的話，就有可能破壞頭部皮膚的油脂分泌系統，也傷害了頭髮本身的鎖水功能，令其本身的修護能力喪失，頭髮乾燥，頭髮就易折斷、毛燥。想避免以上情況，最好轉用潔淨得來又不傷頭皮的頭髮清潔用品，洗頭的水溫不要太熱，最好在攝氏35至36度之間，護髮素只用在頭髮上，盡量不要沾到頭皮。洗髮液中最好含有保濕成份如透明質酸、天然保濕因子等，能夠改善頭髮乾燥問題。另外，多喝滋潤皮膚的湯水，如生地、石斛、墨旱蓮、雪耳瘦肉湯等，也有助改善頭皮油、頭髮乾的情況。

 ## 外用控油保濕頭皮護理液

【材料】天竺葵花水100毫升、1%透明質酸溶液10毫升，科學提取的中藥提取物：防風、木賊、玉竹各3克。

【製法】全部材料混合至完全溶解後即成。

【用法】噴灑小量本品於已經潔淨的頭皮上，輕輕按摩至吸收為止。每日1至2次。

備註　如對以上材料過敏者，請勿使用。

# ⑧ 烏黑秀髮洗出來

頭髮是一個會顯著地出賣年齡秘密的部位，頭髮變白、變得稀疏，是人生必經的階段。不過，白髮出現的時間是早是遲、白髮量是多是少，就很關鍵了。白髮過早來，即使仍然是輕熟女，也容易令你的外觀看上去似熟熟女；白髮量多，人會顯得蒼老，頭髮的狀況直接反映出歲月的痕跡。

中醫理論認為髮為血之餘，與人的氣血健康及肝腎健康關係密切；身體內在的血氣充足，肝的藏血功能良好，腎的精氣生化旺盛，頭髮才會烏黑亮麗，濃密豐盈。

根據醫古籍記載，的確有方藥能外用配合內服來治理及改善白髮早生，及保持秀髮烏黑亮麗的。筆者綜合了一些中醫典籍中的記載，可以改善白髮的外用藥材包括：梧桐、蒲灰、附子、澤蘭、細辛、續斷、皂莢、當歸、薤白、烏麻油、酸石榴皮、硫磺、白蜜、母丁香、老生薑皮、青黛、三奈子、荷葉、白薇、蒲公英、紫葵花、烏梅、胡桃油、鯽魚膽、紫

草、黑豆等。

## 防白髮脫髮

中醫治療白頭髮與治療脫髮原則是必須辨證論治，對證下
藥，常用於生髮、美髮及護髮的中藥，以補血活血、養肝腎
滋陰、祛風、化濕類藥材為主，也多會輔以補氣藥來加強療
效，常用的內服中藥包括：製何首烏、當歸、丹參、桃仁、
紅花、熟地、桑椹、黑芝麻、旱蓮草、枸杞、牛膝、茯苓、
薏苡仁、白芷、防風等。

中藥治療白髮有相當好的功效，但必須根據個人體質及成因
來對證處理，並非人人皆服用同一條療方，或使用相同的藥
材，不但療效未必好，更甚的是還會對健康造成不良影響。
舉例人人都知道何首烏可以健髮、烏髮，但它主要適用於肝
腎陰虛型的頭髮早白或脫髮、禿髮，而且要長期服用才有效
果，對於並非肝腎陰虛的人來說，單獨以製何首烏去改善頭
髮早白的問題，效果就不明顯了。要有效養髮需要依據個人
的體質、分辨不同的證型，再去選擇適當的藥物療方，才安
全而有效。

以下的洗髮散，只供外用，不能內服。這是人人也合用的日
常天然清潔頭髮及頭皮中藥療方，可以代替一般的洗髮水，
至於洗髮後要用護髮素與否，則可按各人的需要及髮質而定。

##  烏髮洗髮散

【材料】 茶花籽37克、白芷20克、旋覆花20克、花椒15克、桂皮25克、加水2000毫升。

【製法】 全部材料加水以大火煮滾後改文火煮30分鐘。材料棄去只取藥液即成。

【用法】 待水溫合適後依平常洗髮及洗頭方式去做。用藥水按摩清洗頭皮及將頭髮浸入藥液中揉洗一會，效果更加好。天天這樣做，能常保頭髮烏密亮麗。

# ⑨ 黑色補腎 美髮食療

每當入秋，掉髮增多，頭皮狀況出現變化，都是常見的季節性問題，這是身體正在作出各項以適應季節變化的調適所致，一般來說數星期後掉髮自然會減少，隨着對氣候變化的適應，頭皮狀況也會趨於穩定。

中醫從來都認為秋冬季是為身體進補的好時機，若想頭髮壯健、亮麗又濃密，常服以下的尋常食物，對頭髮及頭皮健康極有裨益。

## 黑豆

黑豆為豆科植物大豆 Glycine max（L.）Merr 的黑色種子，又稱烏豆。黑豆的蛋白質含量高而低熱量，營養全面，更含有豐富的維他命、礦物質。黑豆含有很多微量元素，如：鋅、銅、鎂、鉬、硒、氟等，而這些微量元素對延緩人體衰老、降低血液黏稠度等有很重要的作用。黑豆除了具有黃豆的豐富營養之外，更含有豐富的花青素，花青素是極佳的抗氧化

物質，能清除體內自由基，即使是在胃的酸性的影響下，其抗氧化效果也是好的，花青素更可護目、養視力，這是黑豆比黃豆更佳之處。

黑豆性平、味甘；有活血、利水、袪風、解毒之功效。中醫常用黑豆配合其他藥材作消腫下氣、潤肺去燥熱、活血利水、袪風除痺、補血安神、明目健脾、補腎益陰之用。臨床多用於治療水腫脹滿、風毒腳氣、黃疸浮腫、風痺痙攣、產後風疼、口噤、癰腫瘡毒，解藥毒，制風熱，止盜汗等。在日常膳食中多吃黑豆可烏髮、黑髮，以及延年益壽。另外，黑豆葉可治療血淋；而黑豆皮則可養血疏風。中醫認為五色中的黑色與五臟中的腎臟相對應，黑色的食物入腎，相對有更佳的補腎作用，黑豆滋補肝腎、健脾活血，除了黑髮、潤髮之外，更可養顏美容，增加腸胃蠕動，明目、去水腫。

### 黑芝麻

黑芝麻又稱胡麻、黑脂麻，原產於非洲、印度等地，因為容易種植且經濟價值高，便陸續在世界各地種植。用黑芝麻種子榨油便是芝麻油，油中含油酸、亞由酸、棕櫚酸、花生酸，其主要營養成份為脂肪，約佔一半，其蛋白質、醣類、膳食纖維的含量也豐富。其油脂中含有豐富的維他命 E，能夠預防過氧化脂質對皮膚的損害，有助皮膚保持光澤、白皙、紅潤，並可改善皮膚乾燥、發炎等問題。現代醫藥學研究發現，黑芝麻中豐富的維他命 E，對維持血管壁的彈性作用很

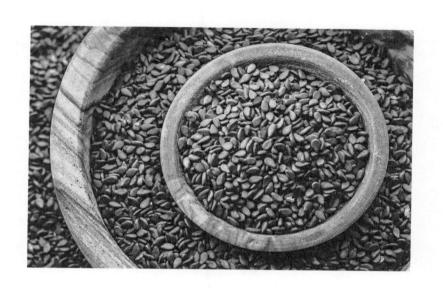

大。另外，黑芝麻中還含有豐富的 α-亞麻酸，能降低血壓及防止血栓形成。黑芝麻的鈣含量很高，素食者或不喝牛奶的人，應多吃黑芝麻來補充鈣質。用腦的人及思慮多者應多吃黑芝麻，因為黑芝麻富含卵磷脂，卵磷脂能增強智力的頭腦的敏銳度，有助增強專注力和記憶力，預止腦筋退化。黑芝麻是黑色食物，入腎，更養肝，所以同時可健髮、明目，延緩衰老。

**養膚美髮飲**

【材料】 黑芝麻半湯匙，黑豆漿300毫升，黑糖少許(可不用)，
　　　　黑杞子5粒

【煮法】 黑芝麻磨為粉狀；黑杞子用少許開水浸軟後，搗爛；
　　　　全部材料加入黑豆漿中，以中火煮至滾，邊煮邊攪拌
　　　　以防溢出及黏煲底，滾後熄火，加糖調味即成。

【服法】 每天一次，最宜作早餐飲品飲用。

【功效】 美髮、健髮、烏髮;滋養皮膚，養肝壯腎，補血益精，
　　　　健骨通絡，美白淡斑，明目保視力，改善記憶力等。

　　**備註** 如對以上材料過敏者、外感患者、消化不良者或
　　　　腹瀉時，請勿使用。

| | | |
|---|---|---|
| 作　　者 | 許懿清 | |
| 編　　輯 | 關詠文 | |
| 文字協力 | 黃柏堅 | |
| 設　　計 | Garfield Tseng | |
| 出版經理 | 關詠賢 | |
| 圖　　片 | iStock、Shutterstock | |

| | |
|---|---|
| 出　　版 | 信報出版社有限公司　HKEJ Publishing Limited |
| | 香港九龍觀塘勵業街11號聯僑廣場地下 |
| 電　　話 | (852) 2856 7567 |
| 傳　　真 | (852) 2579 1912 |
| 電　　郵 | books@hkej.com |

| | |
|---|---|
| 發　　行 | 春華發行代理有限公司　Spring Sino Limited |
| | 香港九龍觀塘海濱道171號申新証券大廈8樓 |
| 電　　話 | (852) 2775 0388 |
| 傳　　真 | (852) 2690 3898 |
| 電　　郵 | admin@springsino.com.hk |

| | |
|---|---|
| | 台灣地區總經銷商 |
| | 永盈出版行銷有限公司 |
| | 台灣新北市新店區中正路499號4樓 |
| 電　　話 | (886) 2 2218 0701 |
| 傳　　真 | (886) 2 2218 0704 |

| | |
|---|---|
| 承　　印 | 美雅印刷製本有限公司 |
| | 香港九龍觀塘榮業街6號海濱工業大廈4樓A室 |

| | |
|---|---|
| 出版日期 | 2021年7月 初版 |

| | |
|---|---|
| 國際書號 | 978-988-75277-5-6 |
| 定　　價 | 港幣138 / 新台幣690 |
| 圖書分類 | 中醫保健、醫療養生 |

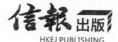